Jo Ann Staugaard-Jones
喬安・史道格瓊斯　著

謝靜玫　譯

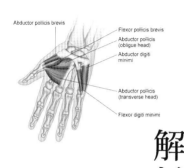

Abductor pollicis brevis
Flexor pollicis brevis
Abductor pollicis (obligue head)
Abductor digiti minimi
Abductor pollicis (transverse head)
Flexor digiti minimi

Biceps brachii long head

Pectineus
Adductor magnus
Adductor brevis
Adductor longus
Adductor magnus

瑜伽
解剖精解

從肌肉運作原理
解析瑜伽體位

The
Concise
Book of
Yoga Anatomy :
An Illustrated
Guide to
the Science
of Motion

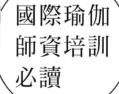

國際瑜伽
師資培訓
必讀

感謝您購買旗標書,
記得到旗標網站
www.flag.com.tw

更多的加值內容等著您…

<請下載 QR Code App 來掃描>

1. FB 粉絲團:優質運動健身書

2. 建議您訂閱「旗標電子報」:精選書摘、實用電腦知識搶鮮讀;第一手新書資訊、優惠情報自動報到。

3. 「更正下載」專區:提供書籍的補充資料下載服務,以及最新的勘誤資訊。

4. 「旗標購物網」專區:您不用出門就可選購旗標書!

買書也可以擁有售後服務,您不用道聽塗說,可以直接和我們連絡喔!

我們所提供的售後服務範圍僅限於書籍本身或內容表達不清楚的地方,至於軟硬體的問題,請直接連絡廠商。

● 如您對本書內容有不明瞭或建議改進之處,請連上旗標網站,點選首頁的 讀者服務,然後再按右側 讀者留言版,依格式留言,我們得到您的資料後,將由專家為您解答。註明書名(或書號)及頁次的讀者,我們將優先為您解答。

學生團體	訂購專線:(02)2396-3257 轉 362
	傳真專線:(02)2321-2545
經銷商	服務專線:(02)2396-3257 轉 331
	將派專人拜訪
	傳真專線:(02)2321-2545

國家圖書館出版品預行編目資料

瑜伽解剖精解 - 從肌肉運作原理解析瑜伽體位 /
Jo Ann Staugaard-Jones 著;謝靜玫 譯
-- 臺北市:旗標,2017.05 面; 公分

ISBN 978-986-312-415-3 (平裝)

1. 瑜伽

411.15 106001524

作　　者／喬安・史道格瓊斯
　　　　　Jo Ann Staugaard-Jones
插　　圖／亞曼達・威廉斯
　　　　　Amanda Williams
翻譯著作人／旗標科技股份有限公司
發 行 所／旗標科技股份有限公司
　　　　　台北市杭州南路一段15-1號19樓
電　　話／(02)2396-3257(代表號)
傳　　真／(02)2321-2545
劃撥帳號／1332727-9
帳　　戶／旗標科技股份有限公司
監　　督／楊中雄
執行企劃／孫立德
執行編輯／孫立德
美術編輯／薛榮貴
封面設計／古鴻杰
校　　對／孫立德

新台幣售價:400 元
西元 2021 年 6 月 初版 9 刷
行政院新聞局核准登記-局版台業字第 4512 號
ISBN 978-986-312-415-3
版權所有・翻印必究

Published by agreement with the North Atlantic Books through the Chinese Connection Agency, a division of The Yao Enterprises, LLC.

Copyright © 2015 by Jo Ann Staugaard-Jones.

目錄

本書簡介

本書針對與瑜伽有關的主要骨骼肌，以便捷易查的編排方式提供讀者實用的資訊。我認為任何將瑜伽八肢之一的體位法 (asana，註) 納入修習一部分的瑜伽流派，在傳授和練習體位法時，都應該以舒服、穩定、平衡，沒有痛苦的方式進行。而了解身體和動作科學將有助於達成這個目的。

為了協助你了解身體的生物力學，每個肌肉的區域都以顏色標註，便於參考。各部位肌肉皆提供了起點、止點和作用等資訊，以滿足所有瑜伽動作的老師、學生和練習者的需求。由於解剖學和肌肉動力學充滿了大量的專有名詞，所以本書旨在以清楚明瞭、方便閱讀的編排方式呈現相關資訊，在內文中也會適時地說明相關的術語。

介紹主要運用的肌肉並提供體位法的圖例，有助於讀者了解特定姿勢與運用這些肌肉之間的關係。每位體位法都會列出它的梵文名 (包括發音和其含義) 和英文名，並分段介紹注意要點、關節動作、對齊方式、技巧、小提示和反姿勢 (具有抵消、平衡該頁介紹之體位法的作用)。

具備相關知識至關重要，它能讓你在教授或練習瑜伽時，不會讓自己或別人受傷。在著重及學習生物力學的同時，我也希望你能花點時間去了解這些體位法或動作的本質與瑜伽生活方式之間的關係，因為瑜伽強調心靈層次的修鍊，與身體的鍛鍊同等重要。瑜伽講求身心合一，因此在介紹某個體位法時，會適時地談到比較偏向內在心靈的練習重點。

舉例來說，當某個人以簡易坐的體位法進行冥想時，雖然是以姿勢做為整個過程的開頭，但後續結合呼吸和微妙能量之後，基本的重點會變成維持內心的寧靜，以喚醒內在意識。去研究探索每個姿勢動作，深入思考這個體位法對你的意義何在。

註：體位法是帕坦伽利所提出的瑜伽八肢中的一肢。

在「哈達瑜伽 (Hatha Yoga)」(本書所介紹的體位法便是以哈達瑜伽為基礎) 裡，太陽和月亮代表人體內兩個相對的能量。hatha 這個字拆成 "ha" 和 "tha" 兩個音節，分別代表了太陽 (陽) 的能量和月亮 (陰) 的能量。"atha" 這個字代表「現在」的意思；"yoga" 則意指合一、平衡。

當初在思索該選擇學習哪個瑜伽流派時，我選擇了具有深厚傳統並結合了科學的哈達瑜伽。哈達瑜伽結合了深呼吸、支撐、肌力、彈性等等重要元素，能讓練習者在練習時達到完美平衡的狀態並更深入內在心靈。

因此，體位法能夠藉由和緩的呼吸、內心平靜和靜思冥想引導人們專注於內在。正如 Tigunait 於 2014 年所說的「瑜伽能讓人完全掌控紛亂游移的思緒。」

本書裡的體位法並不是以姿勢型態 (例如站姿) 來分類，而是將會運用到某一個特定肌肉的體位法放在一起，這也是探討瑜伽解剖學的另一種方式。

無論是瑜伽的學生、指導者或是提倡者，亦或是探索身心靈層面的其中一個人類眾生，我們都可以瑜伽做為藍圖去了解人類的形體構造，並達到 " 不害 (梵文為 ahimsa)" 之生活哲學境界。

人們做瑜伽有很多原因，不管理由為何，瑜伽始終是通往真理的道路。但這條道路會因被痛苦阻擋。我在瑜伽解剖學和肌肉動力學的教學貢獻是協助人們避免因練習體位法而受傷，並避免流於形式，強調內在的覺醒和開放，引領人們走向真實的自我。

Jo Ann Staugaard-Jones www.move-live.com

致謝

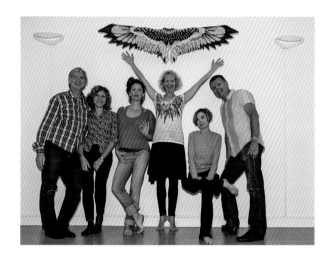

感謝來自巴黎的模特兒們，以及 Atelier Marais Studio 的協助。

以下名單是依照片中由左而右的順序排列：

Reinhard Fleer，分子生物學家，業餘攝影師。法國巴黎。
reinhard.fleer@gmail.com

Claire Bertin，法國與比較文學教師兼作家。於巴黎出生與成長。.

Ingy Ganga，「Yin ／ Hatha Yoga」瑜伽中心的老師，同時也是巴黎的靈魂樂歌手。來自法國、埃及和土耳其。
www.ingyganga.in

Jo Ann Staugaard-Jones，本書作者，瑜伽解剖學教師的訓練師。現居美國紐澤西洲克蘭伯里湖 (Cranberry Lake) 區。
www.move-live.com

Jo Ann Hegre，地質學家，休閒活動是健行和騎自行車。以前曾當過舞者，現在改做瑜伽。居住巴黎 25 年的美國人。

René Montaz-Rosset，工程師，休閒活動是健行、騎自行車和滑雪。2011 年開始做瑜伽。法國巴黎。

本書所有照片都是在 Atelier Marais Studio 拍攝。

Atelier Marais
54, rue Charlot
75003 Paris
http://www.atelier-marais.fr
http://www.b-y-p.be

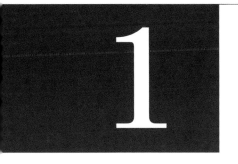

活動中的身體

了解神經系統

人類的神經系統透過神經元，去控制身體各個不同系統的功能運作。神經系統分為兩個部分：

1. 中樞神經系統 (CNS)：包含了腦和脊髓。這個系統掌管思考、學習、推理和維持平衡的能力。

2. 周邊神經系統 (PNS)：是腦和脊髓以外的神經組織，位於身體的外圍部分。這個系統能協助我們執行隨意和不隨意動作，同時能透過感官器官去感覺各種刺激。

周邊神經系統包括以下兩個神經系統：

1. 自主神經系統 (ANS)：負責調節內部器官和腺體，它能控制不隨意動作。自主神經系統包含了三個子系統：

   (1) 交感神經系統：它會驅動人體產生所謂 "打或逃" (fight or flight) 反應。

   (2) 副交感神經系統：支配 "休息和消化" 相關活動。

   (3) 腸神經系統：控制脊椎動物的腸胃道系統。

2. 軀體神經系統 (SNS)：會將神經接收到的資訊傳送給中樞神經系統，並將中樞神經系統的資訊傳送給肌肉和感覺神經纖維；隨意肌便是受這個系統所控制。

身心學 (somatics) 的實踐在本書的定義很簡單，就是運用身體的智慧，透過身體、心靈和感覺的整合，讓身體的非語言溝通系統以健康的方式產生反應，是促進身心健康的重要關鍵。

身心學療法希望透過 "第六感" (直覺反應) 的開發，去促進個人健康的突破。肌肉運動知覺便是其中一個部分：專注當下，傾聽身體的反應，了解並意識到我們的身體在空間中所處的位置，以及在人體結構上發生了什麼對瑜伽來說至關重要的事。均衡、持續的瑜伽練習有助於建立肌肉記憶並提升操控肌肉的能力。神經系統極度複雜。試著只依循一種神經的路徑，那就是生殖股神經 (Genitofemoral)。有關這個神經的介紹如下：

- 生殖股神經是腰神經叢上部區域的一部分，而腰神經叢又是組成脊柱下部較大的腰薦神經叢的三個神經叢之一。

- 起自L1、L2神經根。

- 從腰大肌的前表面穿出，腰神經叢分布於腰大肌，並且有很多分支。

- 分成生殖支和股支。

- 生殖股神經的股支分布於股三角的皮膚。

- 在男性，穿過腹股溝管，支配提睪肌 (包覆住睪丸) 和陰囊皮膚。

- 在女性，止於陰阜皮膚 (外陰前部) 和大陰唇皮膚。這些生殖股神經的分支就兩性而言都屬於感覺神經。

神經系統不同部分之間的關係

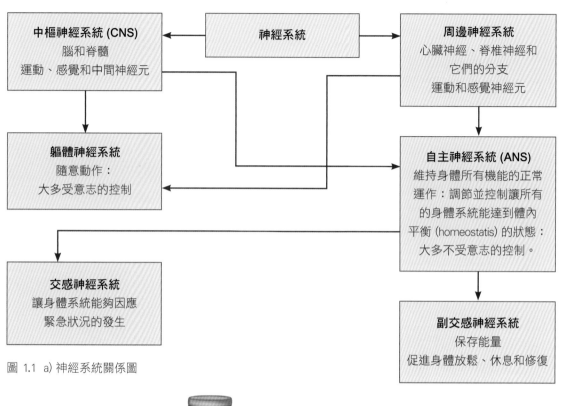

圖 1.1 a) 神經系統關係圖

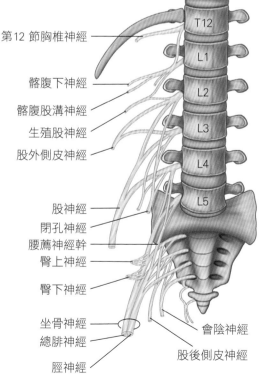

第 12 節胸椎神經

髂腹下神經

髂腹股溝神經

生殖股神經

股外側皮神經

股神經

閉孔神經

腰薦神經幹

臀上神經

臀下神經

坐骨神經

總腓神經

脛神經

會陰神經

股後側皮神經

圖 1.1 b) 生殖股神經

會列出這些資訊，是為了說明瑜伽事實上涉及到神經科學，也可以提供給那些具備神經組織相關知識的人做為參考資訊。

神經壓迫

神經壓迫是指神經受到擠壓，使其變成疼痛的來源，透過正確體位法的練習可以減輕神經壓迫的狀況。(神經壓迫通常會讓人聯想的是腕隧道症候群或是坐骨神經痛，但是它可泛指特定神經或一組神經受到壓力擠迫的現象。) 舉例來說，當一個患有坐骨神經痛的人在描述疼痛症狀時，通常會說沿著脊椎到後大腿區的坐骨神經整條都會痛。事實上，梨狀肌正是經常壓迫到坐骨神經的肌肉 (第8章)。練瑜伽的人可以利用多種伸展動作或姿勢 (例如仰臥扭轉) 去紓緩這個肌肉，進而減輕坐骨神經受到的壓迫。

另一個可透過瑜伽緩解神經壓迫的例子是臂神經叢區。這是一塊能將脊椎的訊號傳給肩膀、手臂和手的神經網絡。當這些神經受到拉扯、壓迫或甚至是撕裂傷（這可能需要手術治療）時會造成臂神經叢損傷。

若脖子或肩膀的姿勢（像是轉動頭部）干擾了神經脈衝的路徑，會造成該區域的損傷。任何強調脊椎伸展和肩膀移動（例如肩膀後縮下拉的動作）的瑜伽姿勢，例如山式 (Tadasana)，就有助於這個區域的開展。

神經壓迫發生的區域和引發原因很多，像是椎間盤退化、骨刺、關節炎、肌肉功能障礙以及受傷，另外還有情緒創傷導致的肌肉緊張。最好找合格的專業治療師、醫師或是神經學者來診斷狀況。

神經壓迫已經被證實可透過肌肉放鬆獲得緩解。有些體位法可以達到這個效果。

周邊神經的支配區域

本書在介紹各種肌肉時，會將支配該肌肉的相關周邊神經列出供參考。然而，某個神經纖維來自哪個脊髓節段（附註）的說法並不一致，這是因為當某條神經纖維途中經過神經叢時，解剖學者很難從錯縱複雜的神經纖維迷宮裡，去追溯某條神經纖維的路徑。本書所列出的是最為廣泛認同的說法。

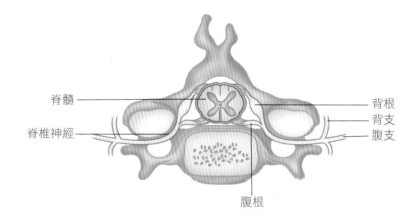

脊髓 —
脊椎神經 —
背根
背支
腹支
腹根

圖 1.2 從其中一個脊髓節段的剖面圖可看出, 兩條神經根結合成脊椎神經, 然後再分成腹支和背支。

附註：脊髓節段 (spinal segment) 是脊髓的一部分, 每對脊髓節段連接著一對脊椎神經 (每對脊椎神經都分別由一條往身體左側伸出和往身體右側伸出的神經所構成)。每個脊椎神經都包含了運動和感覺神經纖維, 脊椎神經一穿過椎間孔 (相鄰脊椎骨之間的孔洞), 就分成背支 (往後方行走) 和腹支 (往側邊或往前方行走)。來自背支的神經纖維支配頸部和軀幹的皮膚和伸肌。腹支除了支配軀幹的兩側和前方之外, 還負責四肢。

解剖學上的方向

解剖體位

要描述身體部位的相對位置和它們的動作，一個公認的參考位置是很重要的。這個標準的身體位置，也就是所謂的解剖體位 (Anatomical position)，被廣泛採用做為參考指標。解剖體位是人體呈直立站姿，兩手臂在身體左右兩側下垂，手掌朝前 (請見圖1.3)。大多數用來描述人體的方位術語，都是以人體處於解剖體位的狀態為標準。所謂的「左」與「右」是以被描述的物體或人為基準，而不是指讀者的左方或右方。

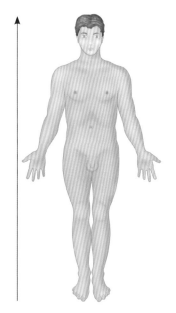

圖 1.5 上方 (Superior)
朝頭部的方向, 或是往身體或某個構造上部的方向。

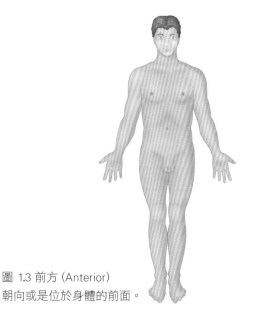

圖 1.3 前方 (Anterior)
朝向或是位於身體的前面。

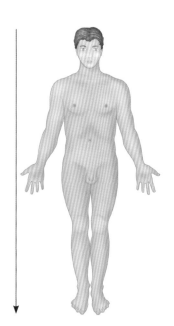

圖 1.6 下方 (Inferior)
遠離頭部的方向, 或是朝向身體或某個構造的下部。

圖 1.4 後方 (Posterior)
朝向或是位於身體的後方。

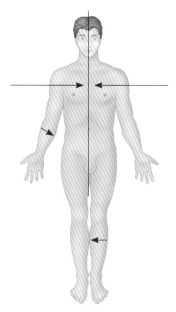

圖 1.7 內側 (Medial)
朝向或是位於身體的中線; 位於四肢的內側。
(原文的 medial 是從拉丁文 medius 而來, 代表「中間」的意思)

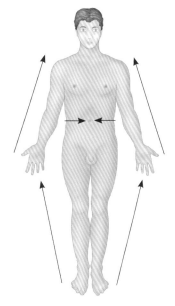

圖 1.9 近端 (Proximal)
靠近身體的中央 (肚臍), 或是靠近四肢與軀幹連接的位置。(原文的 proximal 是從拉丁文 proximus 而來, 代表「靠近」的意思)

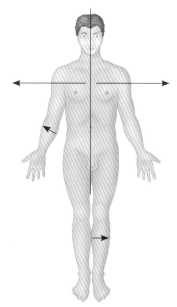

圖 1.8 外側 (Lateral)
遠離身體的中線; 位於身體或是四肢的外側。
(原文的 lateral 是從拉丁文 latus 而來, 代表「側邊」的意思)

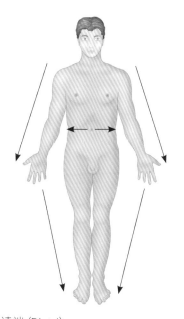

圖 1.10 遠端 (Distal)
遠離身體的中央, 或是遠離四肢連接軀幹的位置。
(原文的 distal 是從拉丁文 distans 而來, 代表「遠離」的意思)

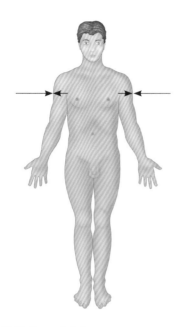

圖 1.11 表層 (Superficial)
朝向或位於身體的表面。

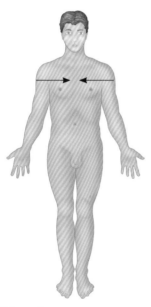

圖 1.12 深層 (Deep)
遠離身體的表面; 往體內。

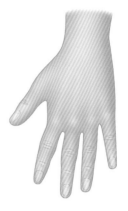

圖 1.13 背面 (Dorsal)
某個物體的背部表面。例如手背或是腳背。

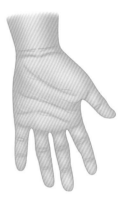

圖 1.14 掌面 (Palmar)
手的前部表面, 例如手掌心。

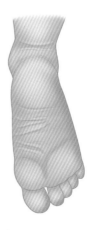

圖 1.15 腳底 (Plantar)
腳的底部。

身體的切面

「切面」這個名詞指的是穿過身體的二維剖面。它是用一條假想線將人體貫穿切割，提供一個觀察身體或某部位構造的視角。

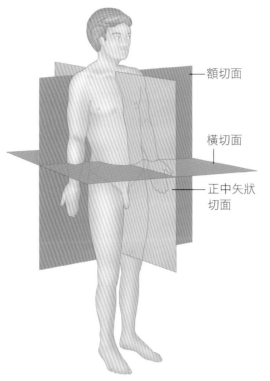

額切面

橫切面

正中矢狀切面

圖1.16 身體的各種切面

- 矢狀切面是指垂直縱向將人體切割成左右兩半。圖 1.6 顯示的是正中矢狀切面。

- 額切面（又稱冠狀切面）是指垂直縱向將人體切割成前後兩半，與矢狀切面相交成直角。

- 橫切面是水平的剖面，將人體分成上下兩個部分，並與其它兩個切面相交形成直角。圖 1.6 裡所呈現的是最通用的切面圖。

這三個主要切面的運用對瑜伽而言很重要，因為身體的活動應當要涵蓋所有切面以達到最佳效率。當你在參加瑜伽課程時，課程裡最好包含不同的體位法，以涵蓋所有切面的活動。舉例如下：

矢狀切面：拜日式 (Sun Salutation, 梵文名：Surya Namaska)

1. 從**山式** (Mountain Pose) 開始。

2. 吸氣，做**新月伸展** (Crescent Stretch)：雙臂高舉過頭，往上伸展。

3. 吐氣放鬆，做**站姿前彎式** (Forward Bend)。

4. 吸氣、背部抬起，脊椎往前伸展，雙手放在小腿上。

5. 吐氣，做**站姿前彎式** (Forward Bend)。

6. 吸氣，將一條腿往後伸，形成**弓箭步**。

7. 吐氣，將另一條腿往後伸，形成**棒式** (Plank)，並向下壓低靠近地板。

8. 吸氣，做**眼鏡蛇式** (Cobra)。

9. 吐氣，做**嬰兒式** (Child's Pose)。休息3次完整呼吸的時間。

10. 吸氣，做**桌式**。

11. 吐氣，做**下犬式** (Down Dog)。休息3次完整勝利式呼吸 (Ujjayi, 又稱海洋呼吸法)的時間。

12. 吸氣，用行走或跳躍的方式將雙腳移動至雙手之間。

13. 吐氣，做**站姿前彎式**，吸氣，做步驟 4 的動作，然後吐氣回到站姿前彎式。

14. 吸氣，捲起脊椎起身，雙臂向往上舉高**(反向天鵝式)**。

15. 吐氣，做**山式** (雙手合十做祈禱狀，專注於核心, 結束練習)。

額切面：門閂式 (Gate Pose, 梵文名：Parighasana) 或任何涉及特定關節外展或內收，或是脊椎往側邊彎曲 (側彎動作)的姿勢。

橫切面：反轉三角式 (Revolved Triangle, 梵文名：Parivrtta Trikonasana) 或任何脊椎扭轉的動作或是涉及旋轉的動作, 例如旋前／旋後的動作。

解剖學的動作

此處描述身體各部位動作的方位，是以胎兒式的姿勢為基準。要形成胎兒式需要彎曲所有四肢。身體要從胎兒式變成向外展開的狀態，需要伸展所有四肢。這些亦屬於矢狀切面的動作。

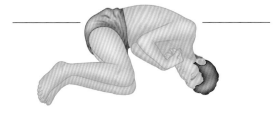

圖 1.17 a) 彎曲形成胎兒式

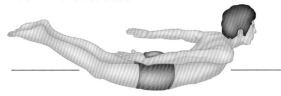

圖 1.17 b) 從胎兒式的狀態向外展開。

主要的動作

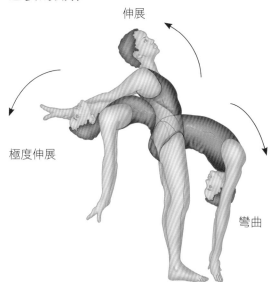

伸展
極度伸展
彎曲

圖 1.18 **彎曲**（Flexion）：彎曲會讓關節骨頭之間的角度變小。從解剖學姿勢的角度來看，彎曲通常是指往前彎（除了膝蓋關節是往後彎）。只要記住彎曲是朝胎兒式正面的方向就對了。

伸展（Extension）：拉直或朝胎兒式的反方向往後彎。
極度伸展（Hyperextension）：將四肢伸展至超出其平常的活動範圍。

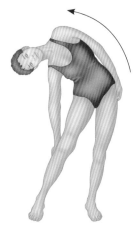

圖 1.19 **側彎**（Lateral Flexion）：將軀幹或頭往側邊彎曲，屬於額切面的動作。

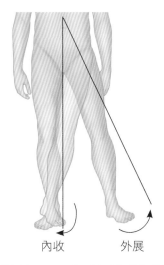

內收　外展

圖 1.20 **外展**（Abduction）：骨頭的動作是遠離身體中線或四肢中線。**內收**（Adduction）：骨頭的動作是朝向身體中線或四肢中線。

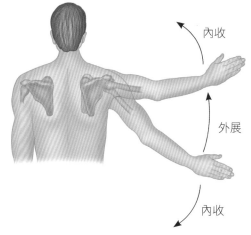

內收
外展
內收

註解：要讓手臂持續外展超過肩膀的高度（藉由外展動作舉起手臂，參考 p.16），肩胛骨必須繞軸旋轉，將關節盂向上轉（參考圖1.28 b）。

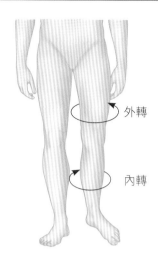

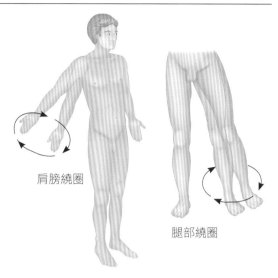

圖 1.21
旋轉（Rotation）：骨頭或是軀幹繞著其縱向軸轉動。
內轉（Medial rotation）：向內朝向中線的方向旋轉。
外轉（Lateral rotation）：向外往遠離中線的方向旋轉。

圖 1.22 **繞圈**（Circumduction）：用骨頭的遠端部分做畫圈的動作，但近端的部分維持不動；它是一個結合了彎曲、外展、伸展和內收的動作。

其它動作

這節要談到的，是那些發生在特定關節或身體某些部位，通常會牽涉到多個關節的動作。

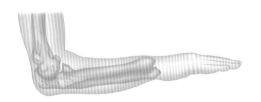

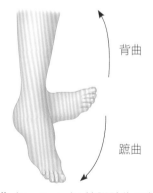

圖 1.23 a) **旋前**（Pronation）：將手掌心轉至朝下面向地板的動作（站立時手肘彎曲呈90°，或是平躺在地上時），或是往遠離解剖體位和胎兒式的方向。

圖 1.24 **背曲**（Dorsiflexion）：讓腳趾往天空的方向指（是很常見的瑜伽動作）。
蹠曲（Plantar flextion）：讓腳趾往地板的方向指。

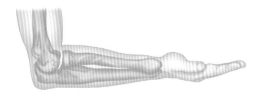

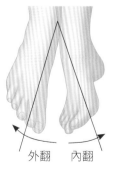

圖 1.24 b) **旋後**（Supination）：將手掌心轉至朝上面向天花板的動作（站立時手肘彎曲呈90°，或是平躺在地上時），或是朝向解剖體位和胎兒式的方向。

圖 1.25 **內翻**（Inversion）：將腳底向內轉，讓腳底相對；重量會在腳掌的外側（有時又稱為旋後）。
外翻（Eversion）：將腳底向外轉，讓腳背相對。重量會在腳掌的內側（有時又稱為旋前）。

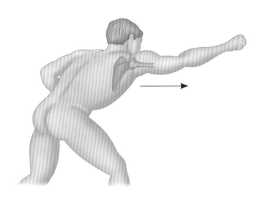

圖 1.26　**前突** (Protraction)：在橫切面上向前的動作。例如，在轉動手臂時，將肩胛帶往前伸出的動作。

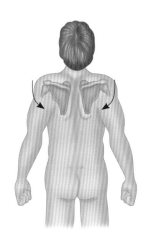

圖 1.27　**後縮** (Retraction)：在橫切面上向後的動作。例如，抬頭挺胸時，肩胛帶往後繃緊的動作。

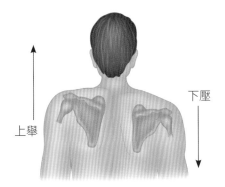

圖 1.28 a)　**上舉** (Elevation)：身體某個部位沿著額切面往上的動作。例如，聳肩時將肩胛骨往上抬的動作。下壓 (Depression)：將某個上舉的身體部位往下讓它回到原來的位置。

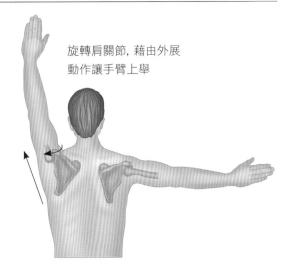

旋轉肩關節，藉由外展動作讓手臂上舉

圖 1.28　b)　轉動肩關節讓手臂外展，並沿著額切面持續向上高舉過頭，稱之為手臂外展上舉。在瑜伽裡，當手臂高舉過頭，完成姿勢時，會強調肩胛帶下壓的動作，例如在做戰士一式 (p.39) 或是下犬式 (p.89) 時。

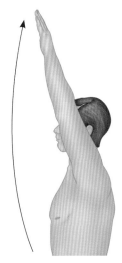

圖 1.28　c)　肩關節彎曲，讓手臂沿著矢狀切面向上高舉過頭，稱之為手臂前伸上舉。

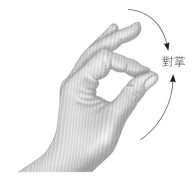

對掌

圖 1.29　對掌 (Opposition) 這個名詞是專門用來描述人類拇指之鞍狀關節的動作，這個動作能讓拇指與同隻手上的其它指頭相互碰觸。

骨骼系統

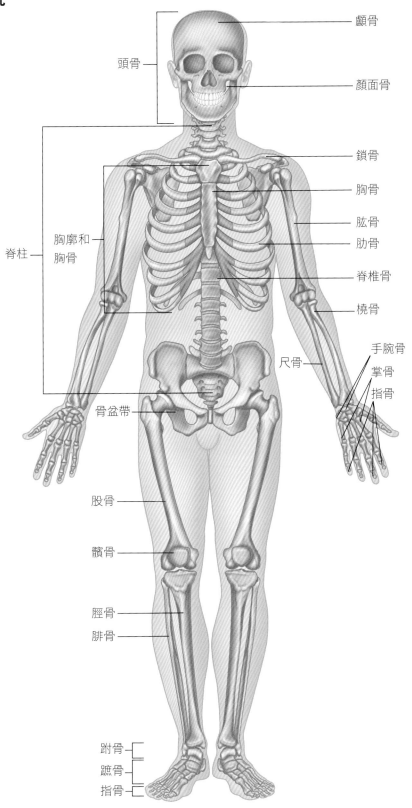

顱骨

頭骨

顏面骨

鎖骨

胸骨

肱骨

肋骨

脊椎骨

橈骨

脊柱

胸廓和
胸骨

手腕骨
掌骨
指骨

尺骨

骨盆帶

股骨

髕骨

脛骨

腓骨

跗骨

蹠骨

指骨

圖 1.30 a) 人體骨骼 (前視圖)

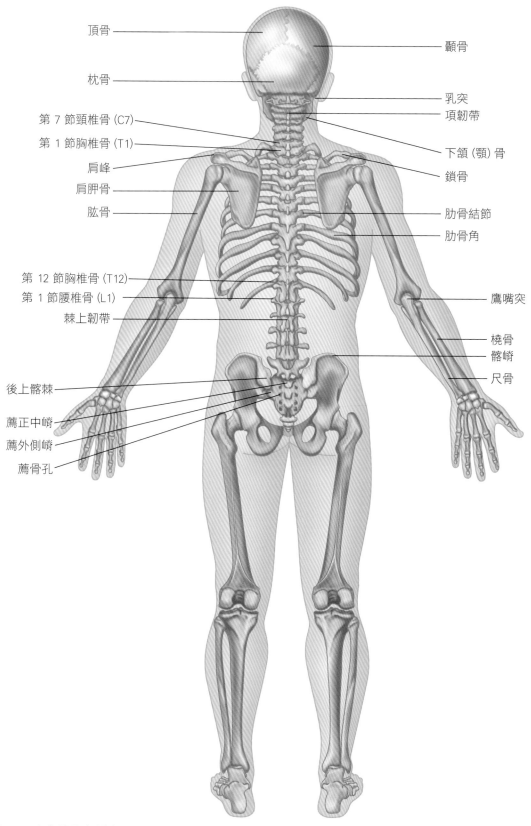

頂骨

顳骨

枕骨

乳突

項韌帶

第 7 節頸椎骨 (C7)

第 1 節胸椎骨 (T1)

下頜 (顎) 骨

肩峰

鎖骨

肩胛骨

肱骨

肋骨結節

肋骨角

第 12 節胸椎骨 (T12)

第 1 節腰椎骨 (L1)

鷹嘴突

棘上韌帶

橈骨

髂嵴

尺骨

後上髂棘

薦正中嵴

薦外側嵴

薦骨孔

圖 1.30 b) 人體骨骼 (後視圖)

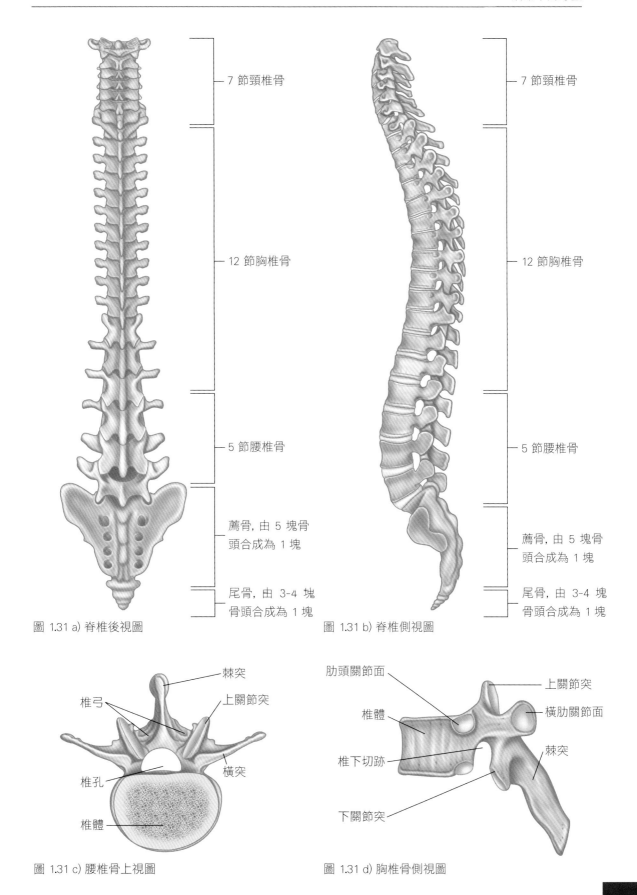

7 節頸椎骨

12 節胸椎骨

5 節腰椎骨

薦骨, 由 5 塊骨頭合成為 1 塊

尾骨, 由 3-4 塊骨頭合成為 1 塊

圖 1.31 a) 脊椎後視圖

7 節頸椎骨

12 節胸椎骨

5 節腰椎骨

薦骨, 由 5 塊骨頭合成為 1 塊

尾骨, 由 3-4 塊骨頭合成為 1 塊

圖 1.31 b) 脊椎側視圖

棘突

椎弓

上關節突

椎孔

橫突

椎體

圖 1.31 c) 腰椎骨上視圖

肋頭關節面

上關節突

椎體

橫肋關節面

椎下切跡

棘突

下關節突

圖 1.31 d) 胸椎骨側視圖

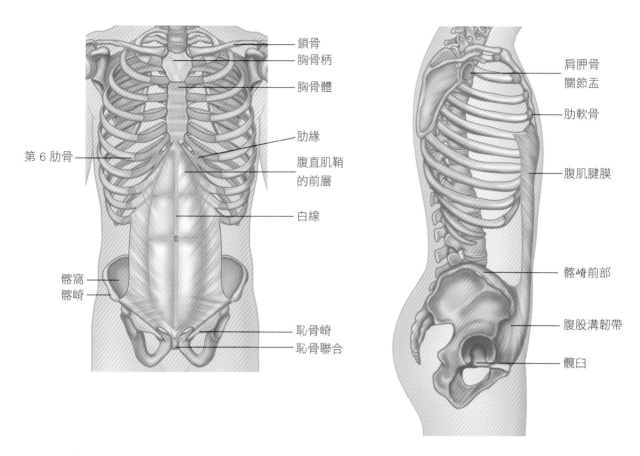

鎖骨
胸骨柄
胸骨體

肋緣
腹直肌鞘
的前層

白線

第 6 肋骨

髂窩
髂嵴

恥骨嵴
恥骨聯合

圖 1.32 a) 前視圖

肩胛骨
關節盂

肋軟骨

腹肌腱膜

髂嵴前部

腹股溝韌帶

髖臼

圖 1.32 b) 側視圖

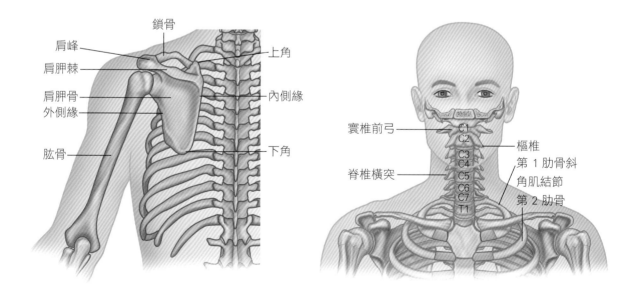

鎖骨
肩峰
肩胛棘
肩胛骨
外側緣
肱骨

上角
內側緣
下角

圖 1.33 肩胛骨前視圖

寰椎前弓
脊椎橫突

C1
C2
C3
C4
C5
C6
C7
T1

樞椎
第 1 肋骨斜
角肌結節
第 2 肋骨

圖 1.34 頭顱至胸骨的前視圖 (去除上頜骨和下頜骨)

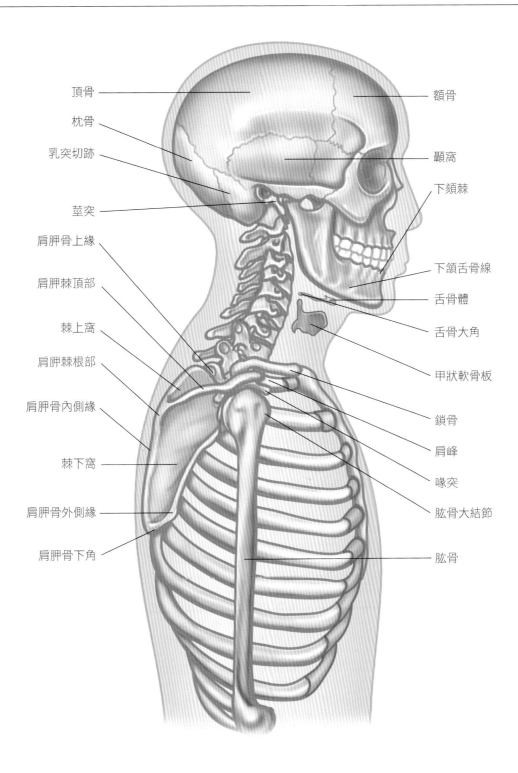

頂骨

枕骨

乳突切跡

莖突

肩胛骨上緣

肩胛棘頂部

棘上窩

肩胛棘根部

肩胛骨內側緣

棘下窩

肩胛骨外側緣

肩胛骨下角

額骨

顳窩

下頦棘

下頜舌骨線

舌骨體

舌骨大角

甲狀軟骨板

鎖骨

肩峰

喙突

肱骨大結節

肱骨

圖 1.35 頭顱到肱骨的側視圖

滑液關節

關節有兩個功能：提供穩定性，並讓骨骼可以活動。不動關節 (synarthrotic joints) 和微動關節 (amphiarthrotic joints) 主要見於中軸骨，因為其主要功能是保護體內器官，因此關節的穩定性顯得特別重要。滑液關節 (synovial joints) 屬於活動關節，所以主要分布於四肢，其能提供四肢較大範圍的活動能力。這些關節有幾個顯著特徵：

- 關節的骨頭末端覆蓋了一層關節軟骨。
- 關節腔內充滿著滑液 (具潤滑作用的液體，會形成一層能減輕磨擦力的薄膜)。
- 有能增加關節穩固性和強度的韌帶。
- 具有能提供緩衝作用的滑囊 (裡面充滿液體)。
- 肌腱外圍包覆著腱鞘，能保護肌腱，減少活動時所受的摩擦。

某些滑液關節具有關節盤 (例如膝蓋)，其作用是吸震。滑液關節有 6 種類型：平面關節 (或稱滑動關節)、鉸鏈關節、車軸關節、球窩關節、髁狀關節、鞍狀關節。

平面關節 (滑動關節)

活動是發生在兩個大致平坦或是微曲的表面，彼此間相互交錯滑動時。例如肩鎖關節和薦髂關節。

鉸鏈關節

活動只能沿著單一軸線，也就是水平軸，就好比盒蓋的鉸鏈。其形態通常是一根骨頭的凸起處嵌進另一根骨頭的凹陷處或圓柱形的關節面，以產生彎曲或伸展的動作。指間關節、肘關節和膝關節便屬於鉸鏈關節。

車軸關節

活動只發生在垂直軸上，就好比大門的鉸鏈。骨頭的圓柱形關節面伸進由骨頭或韌帶形成的環狀並在環內旋轉。例如肘部的橈骨和尺骨之間的關節。

球窩關節

由一根骨頭的圓形或半圓形末端所形成的球狀頭端，嵌入另一個骨頭的窩狀凹槽裡旋轉，稱之為球窩關節，此關節可進行的活動有彎曲、伸展、外展、內收、繞圈和旋轉。因此這類關節屬於多軸關節，是所有關節裡活動範圍最大的。像是肩關節和髖關節。

髁狀關節

這類關節是由一個圓形關節面，嵌進相對應的凹槽所構成。這類關節可以彎曲、伸展、外展和內收，還有結合前述動作的「繞圈」動作。腕關節和手指的掌指關節 (大拇指除外) 便屬於髁狀關節。

鞍狀關節

鞍狀關節的兩個關節面，各有凸起和凹陷的區域，可相互嵌在一起，如同馬鞍和馬背一樣。例如大拇指的腕指關節，其能讓大拇指對其它手指做出對掌動作。

平面關節 (滑動關節)

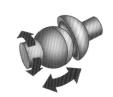
球窩關節

鉸鏈關節

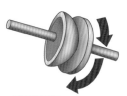
髁狀關節

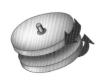
車軸關節

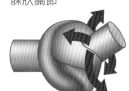
鞍狀關節

圖 1.36 滑液關節的種類

了解肌肉系統

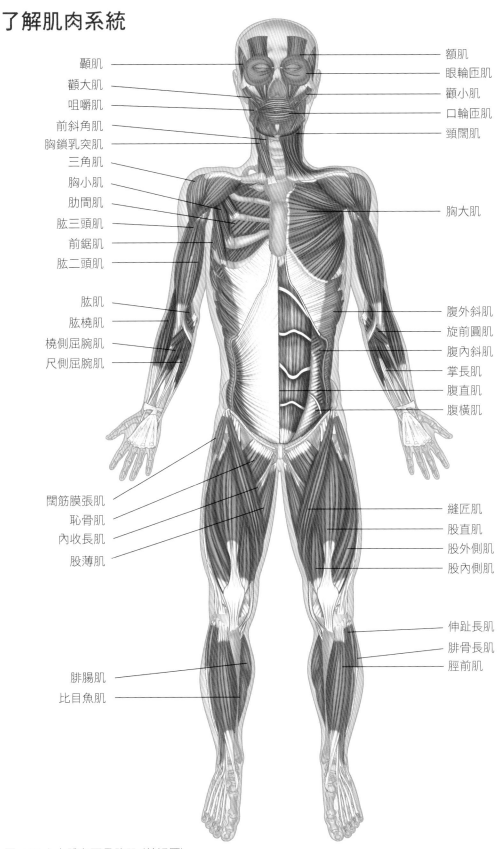

顳肌

顴大肌

咀嚼肌

前斜角肌

胸鎖乳突肌

三角肌

胸小肌

肋間肌

肱三頭肌

前鋸肌

肱二頭肌

肱肌

肱橈肌

橈側屈腕肌

尺側屈腕肌

闊筋膜張肌

恥骨肌

內收長肌

股薄肌

腓腸肌

比目魚肌

額肌

眼輪匝肌

顴小肌

口輪匝肌

頸闊肌

胸大肌

腹外斜肌

旋前圓肌

腹內斜肌

掌長肌

腹直肌

腹橫肌

縫匠肌

股直肌

股外側肌

股內側肌

伸趾長肌

腓骨長肌

脛前肌

圖 1.37 a) 人體主要骨骼肌 (前視圖)

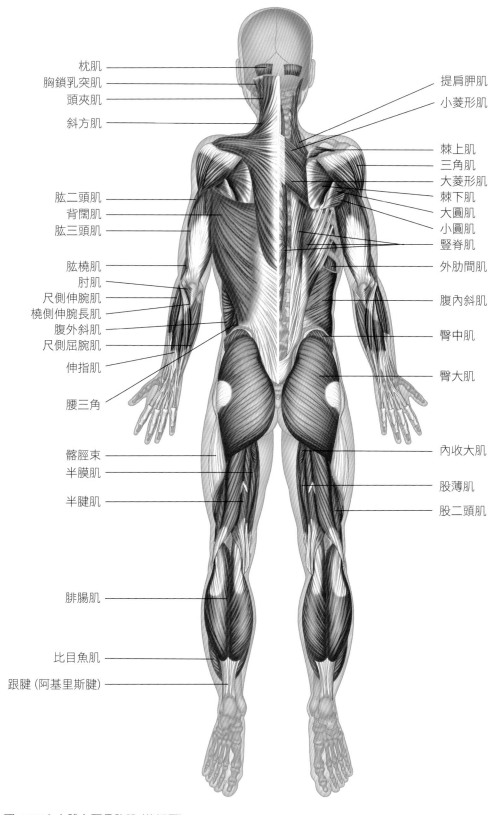

枕肌
胸鎖乳突肌
頭夾肌
斜方肌

提肩胛肌
小菱形肌

棘上肌
三角肌
大菱形肌
棘下肌
大圓肌
小圓肌
豎脊肌

肱二頭肌
背闊肌
肱三頭肌

肱橈肌
肘肌
尺側伸腕肌
橈側伸腕長肌
腹外斜肌
尺側屈腕肌
伸指肌

腰三角

外肋間肌

腹內斜肌

臀中肌

臀大肌

髂脛束
半膜肌

半腱肌

內收大肌

股薄肌

股二頭肌

腓腸肌

比目魚肌

跟腱 (阿基里斯腱)

圖 1.37 b) 人體主要骨骼肌 (後視圖)

肌肉的附著

骨骼肌 (或稱橫紋肌或隨意肌) 大約佔了人體總重量的 40%。它們的主要功能是藉由協調地收縮和放鬆以產生各種動作。肌肉是透過肌腱附著在骨頭上 (有時是直接附著)。肌肉位於相對固定不動之骨頭上的附著點 (直接附著或是透過肌腱附著) 稱為起點 (origin)。當肌肉收縮時會透過一個或多個關節將拉力傳送至骨頭，帶動骨頭產生動作。肌肉另一端位於產生動作的骨頭上的附著點則稱為止點 (insertion)。肌腱附著點又被稱為近端 (最靠近中心的點) 和遠端 (離中心最遠的點)。

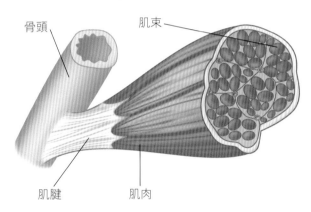

骨頭　　　　　肌束

肌腱　　　　　肌肉

圖 1.38 肌肉透過肌腱附著於骨頭

肌腱和腱膜

肌肉筋膜 (結締組織成分) 結合起來，衍生超出肌肉末端形成圓索狀或扁帶狀的肌腱，若是大片的扁平薄膜狀，則被稱為腱膜。肌腱或腱膜的作用在使肌肉牢牢附著在骨頭或軟骨，或者其它肌肉，或是被稱為「縫際 (raphe)」的纖維組織接縫處 (某個器官例如舌頭，或構造的左右兩半的接合處)。

肌間隔

在某些情況下，緻密結締組織的扁平薄膜又被稱為肌間隔，其深入肌肉之間，提供了另一種能讓肌肉纖維附著的媒介。

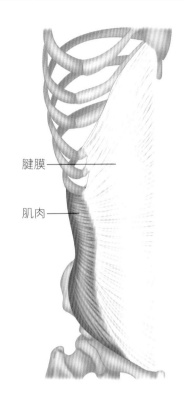

腱膜

肌肉

圖 1.39 肌肉透過腱膜附著於骨頭

種子骨

如果肌腱經常受到摩擦，肌腱裡面可能會 (但非必然) 長出種子骨 (sesamoid bone)，腳底的腓骨長肌肌腱便是其中一個例子。然而，有時種子骨也會出現在沒有經常受到摩擦的肌腱裡。其主要的功能是調節壓力、減少摩擦，偶爾能改變肌肉拉力的方向。

多個附著點

很多肌肉只有兩個附著點，位於肌肉兩端。有些複雜的肌肉在起點和止點經常會與幾個不同的結構連結。若附著點是分開的，肌肉會形成兩個或更多個肌腱或是腱膜連結不同的地方。舉例來說，肱二頭肌在起點有兩個頭：一個起於肩胛骨的喙突，另一個起於盂上結節 (可參考第6章)。顧名思義，肱三頭肌代表有三個頭，股四頭肌則有四個頭。

肌肉的運作機制

肌肉受到刺激時會收縮，但收縮不必然會導致肌肉縮短。如果肌肉的收縮導致肌肉縮短或伸長，這種收縮稱之為「等張收縮」；若肌肉長度不變，則稱為「等長收縮」。

等長收縮

等長收縮 (isometric contraction) 是指肌肉增加張力，但肌肉長度沒改變。換句話說，雖然肌肉有在收縮，但與其相關的關節卻沒產生活動。例如手裡拿著重物，手臂彎曲呈90度，肘部靜止不動。再如試圖舉起某個東西，但太重舉不起來。

請注意有一些姿勢肌 (postural muscles) 大部分的活動都是自然反射性的等長收縮。比方說，身體在挺直時，身體在踝關節會有自然前傾的趨向，但小腿後肌的等長收縮會抵消這個前傾的趨向。

同樣地，頸部後方肌肉也是等長收縮讓頸部保持直立，否則頭骨的重心會讓頸部往前傾。等長收縮在瑜伽裡很常見，像是一些緊靠地板或牆壁，身體靜止不動的姿勢。

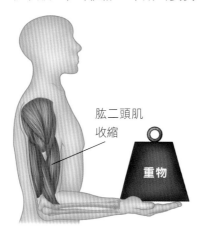

肱二頭肌收縮

重物

圖 1.40 等長收縮

等張收縮

肌肉的等張收縮 (isotonic contraction) 能讓我們移動身體。等張收縮有兩種，一個是向心收縮，一個是離心收縮：

向心收縮

向心收縮 (concentric contraction) 時，肌肉的附著點會拉近，讓關節產生活動。以手拿物品的狀況為例，如果肱二頭肌向心收縮，肘關節會彎曲，讓手臂向上往肩膀靠近。同樣地，當我們在做仰臥起坐時，腹部肌肉會向心收縮，以抬起上半身。

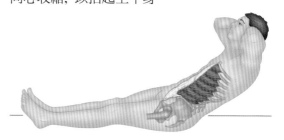

圖 1.41 腹部肌肉向心收縮以抬起上半身。

離心收縮

離心收縮 (eccentric contraction) 意指讓肌肉纖維在控制下慢慢「放鬆」，以抵抗地心引力的拉力，避免放鬆的速度太快。比方說，將舉起的物品下降至體側。另一個例子就是身體往下坐到椅子上，或是仰臥起坐時上半身躺回地面的動作（腹部肌肉做離心收縮，以控制上半身躺回地面的力道）。因此，向心收縮和離心收縮的差別在於前者是肌肉縮短，後者是肌肉伸長。

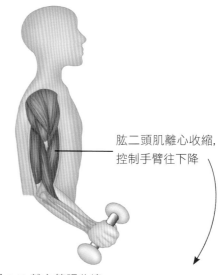

肱二頭肌離心收縮，控制手臂往下降

圖 1.42 離心等張收縮

肌群間的合作協調

肌肉會共同合作或是相互對抗以驅動各種身體動作。因此，每當一個肌肉產生運動，就會有另一個肌肉做相反的運動。另外，有一些肌肉是扮演提供支撐或穩定的角色，促使其他的動作產生。

肌肉可以分成四種功能肌群：

1. 主動肌或作用肌　　3. 協同肌
2. 拮抗肌　　　　　　4. 穩定肌

主動肌或作用肌

主動肌（又稱作用肌）是利用收縮產生特定動作的肌肉。像肱二頭肌便是其一，它是肘關節彎曲的主動肌。有時在同一個動作裡，會有其它肌肉協助主動肌完成動作，這類肌肉被稱為輔助肌或次要動作肌。例如肱肌在肘關節彎曲時扮演協助肱二頭肌的角色，就屬於次要動作肌。

拮抗肌

在關節上，與主動肌位於相反側（對側），必須放鬆才能讓主動肌收縮的肌肉，被稱為拮抗肌。例如，手臂前面的肱二頭肌收縮想要彎曲手肘時，位於手臂背面的肱三頭肌必須放鬆，才能完成手肘彎曲的動作。當動作相反，也就是手肘要伸展時，肱三頭肌會變成主動肌，肱二頭肌則扮演拮抗肌的角色。

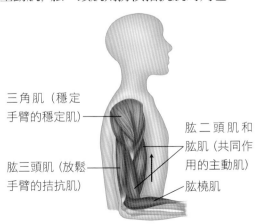

三角肌（穩定手臂的穩定肌）

肱二頭肌和肱肌（共同作用的主動肌）

肱三頭肌（放鬆手臂的拮抗肌）

肱橈肌

圖 1.43 肌群間的運動 a) 手肘彎曲：前臂上舉，肱二頭肌收縮，同時肱三頭肌放鬆。

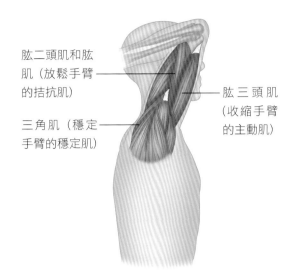

肱二頭肌和肱肌（放鬆手臂的拮抗肌）

三角肌（穩定手臂的穩定肌）

肱三頭肌（收縮手臂的主動肌）

圖 1.43 b) 手肘伸展：前臂舉高，肱三頭肌收縮，同時肱二頭肌放鬆。（說明主動肌和拮抗肌如何扮演相反角色）

協同肌

協同肌是能夠加強主動肌動作的肌肉。它們還可以在主動肌收縮時，防止任何不必要的動作發生。尤其是當主動肌跨越兩個關節時，協同肌的角色就更為重要了，是因為這類主動肌收縮時，除非有其它肌肉能協助穩定其中一個關節，否則會讓兩個關節都產生動作。

例如，能夠讓手指彎曲的肌肉，不只存在於指關節，還跨越至腕關節，因此其收縮能夠讓兩個關節產生活動，但是因為有其它能夠產生協同作用的肌肉來穩定腕關節，所以能讓彎曲手指握成拳頭的同時，不會讓腕關節跟著彎曲。

主動肌在同個關節或另一個關節所驅動的動作可能不只一個，所以協同肌也扮演了消除不必要動作的角色。例如，肱二頭肌能讓手肘彎曲，但是其拉力線會連帶讓前臂產生旋後的動作（如同鎖緊螺絲時的前臂旋轉動作）。如果你不希望手肘彎曲時伴隨著旋後動作，就必須靠其它肌肉收縮去避免。在本書裡，這類可以制衡不必要動作的協同肌，有時亦稱為中和肌（neutralizers）。

穩定肌

若某個協同肌具有維持主動肌起點處骨頭之穩定作用，可以更具體地稱之為「穩定肌 (stabilizer)」或「固定肌 (fixator)」，因為它提供了主動肌動作時的穩固基礎。在上肢活動時，讓肩胛骨保持穩定的肌肉便是一個很好的例子。

仰臥起坐是另一個很好的例子。腹部肌肉附著於胸廓和骨盆。當腹部肌肉收縮，使你能夠舉起上身，髖部屈肌將會扮演穩定肌的角色協同收縮，避免骨盆在腹部肌肉的牽動下產生歪斜，讓上半身往前抬起時，骨盆能保持穩定。

很多瑜伽姿勢都會倚靠穩固不動的支撐面像是地板，來進行肌肉的等長收縮動作。這算是一種肌力訓練。但是要讓肢體完成特定動作並回復到特定位置，肌肉通常必須向心收縮或是離心收縮。為了使你更容易了解這些概念，下面將透過船式的動作分析來說明。

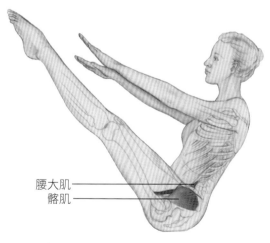

腰大肌
髂肌

圖 1.44 船式

船式 (圖1.44) 的動作主要是髖部彎曲和脊椎伸直。若手臂前伸，則會增加肩膀的彎曲。

動作的完成：進行向心收縮 (肌肉縮短) 對抗阻力 (地心引力) 以完成動作的主要肌群是髖部屈肌：股直肌、縫匠肌和髂腰肌。髖內收肌群能協助雙腿併攏。股四頭肌也會收縮讓膝蓋保持伸直。(如果覺得這個姿勢太難，膝蓋可以彎曲，雙手可以放在地板上)。

如果姿勢做得正確，比較深層的肌肉 (例如腹橫肌) 和其它強力的脊椎伸肌 (例如豎脊肌) 也會收縮讓脊椎伸直。因此所有這些收縮的肌肉都屬於作用肌 (動作肌)。

而它們的拮抗肌是那些位於作用肌對側的肌肉：髖部伸肌 (臀大肌和腿後肌)、膝蓋屈肌 (腿後肌) 和脊椎屈肌 (腹部肌群)。在肩膀關節的部分，手臂屈肌 (胸大肌上部、前三角肌、肱二頭肌、喙肱肌) 會共同作用讓肩關節彎曲，手臂保持往前舉的狀態。

穩定：腰大肌在這個動作裡扮演了穩定髖部和腰椎的角色，同時在髖部彎曲時擔任髂肌之協同肌的工作。其它深層的核心肌群，像是腹橫肌和腰方肌，也具有穩定脊椎下部的作用。問題在於，腹部肌群的功用是什麼？一個人處於這個姿勢時，可以明顯感覺到腹部肌群在用力。事實上腹直肌和腹斜肌確實起了穩定的作用，它們讓你能維持住這個姿勢並支撐腰椎。

下降：要完成這個動作，主動肌，尤其是髖部的肌肉，在此時必須離心收縮 (肌肉拉長)，以避免腿部直接撞擊地板。換句話說，這些肌肉要抑制與地心引力同向的力量，否則地心引力會導致向下的動作過快。

在船式裡，被伸展到的肌肉大多是腿後肌，尤其是當膝蓋伸直時。如果手臂向前伸，背闊肌、大圓肌和小圓肌、棘下肌、後三角肌和肱三頭肌都會被拉長。這些都是位於身體後側讓肩關節伸展的肌肉。肩胛帶則保持中立位。

重要說明：所有肌肉都能夠擔任主動肌、拮抗肌、協同肌和穩定肌的角色。肌肉所扮演的角色要視所做的動作而定。

當一個肌肉是主動肌，而其它能做相同動作，被稱為協同肌的肌肉，其作用就是在協助主動肌或是擔任次要動作肌或支撐的工作。

當協同肌的作用是在抵消其它肌肉（通常是那些收縮時會驅動兩個關節活動的肌肉，又稱為雙關節肌）所引發的不必要動作時，又會被稱為中和肌。

在練習瑜伽的體位法時，很重要的一件事就是要知道哪些肌肉在用力（收縮），哪些肌肉在伸展（拉長），以及哪些肌肉是支撐姿勢的穩定肌。

槓桿

槓桿是一種自己不產生力量，但能傳遞力量的機制。更明確來說，槓桿包含了施力點、抗力點、穩固的槓與支點。骨頭、關節、肌肉形成了人體內部的一個槓桿系統，關節的角色就如同支點，肌肉提供施力，骨頭承受人體各部位的重量產生動作。槓桿依據支點、施力點、受力點三者之間的相對位置，分成第一類槓桿、第二類槓桿和第三類槓桿。

支點在施力點和抗力點中間的稱之為第一類槓桿；施力點與抗力點位於支點的同一側，且抗力點在支點和施力點中間的稱之為第二類槓桿；施力點與抗力點位於支點的同一側，且施力點在支點和抗力點中間的稱之為第三類槓桿，也是人體槓桿最常見的型態。

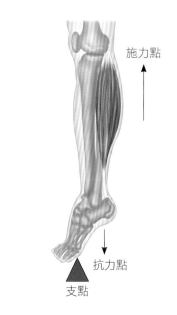

圖 1.45 b) 第二類槓桿

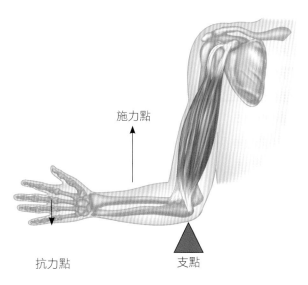

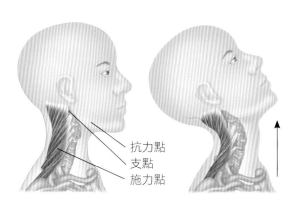

圖 1.45 人體槓桿的例子 a) 第一類槓桿

圖 1.45 c) 第三類槓桿

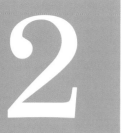

呼吸肌肉

瑜伽與呼吸

呼吸是瑜伽的根本，因此練習呼吸方法非常重要（所以本書在每個體位法的「注意要點」第一點都是呼吸）。瑜伽透過全神貫注在呼吸動作上，讓身體與心靈產生連結，讓整個身體與呼吸合一，透過呼吸進行療癒、滋養、淨化和產生能量。相較於被稱為拙火（Kundalini）的潛伏能量，呼吸（梵文裡稱之為 prana）是一種覺醒的生命力量，瑜伽透過生命能量的鍛鍊去開發潛藏的能量。

「pranayama」在梵文裡的意思是呼吸的動作，是古老的帕坦伽利瑜伽經（Yoga Sutras of Patanjali）裡的八肢瑜伽功法的第四肢。人可以有意識地運用不同技巧去影響空氣在呼吸系統裡的流動、頻率和流量，讓一個人能夠將心靈／身體和潛意識產生連結。其中的例子包括勝利式呼吸法（海洋呼吸法）和淨脈呼吸法（鼻孔交替呼吸法）。

在練習體位法時，呼吸必須與動作協調：吸氣擴張，吐氣放鬆。Prana（命根氣）和 apana（下行氣）兩股力量在這裡就很清楚明瞭：prana 代表吸氣將空氣帶入體內，以供給身體養分和療癒能力；apana 則是吐氣，將廢氣排出體外，是一種往下／往外的排除或消除力量（附註）。

全神貫注於呼吸也會運用在放鬆的訓練上，讓忙碌的思緒能夠平靜下來。

控制呼吸的腰大肌和橫膈肌，會匯聚在稱為太陽神經叢（solar plexus）的點上。這個區域位於肚臍和腰椎下部附近。在被稱為脈輪（chakras）的微妙能量系統裡的第三脈輪，也就是太陽輪（Manipura），便位在這個匯聚點，而呼吸在此處是關鍵要素。身體、情緒和精神層面在此深深地連結。

呼吸的動作過程

呼吸是吸氣和吐氣的過程，能刺激氣體、液體、神經傳導和精力流動至細胞。這個機制是多層面的，並且是自然發生的。

橫膈肌（又稱為橫膈膜，呈圓頂狀）有節奏地收縮和放鬆，透過負責控制不隨意動作的自主神經系統，去改變胸腔裡的壓力和容積。當一個人吸進空氣時，橫膈肌會收縮讓胸廓和肺部擴張。橫膈肌從膈神經獲取訊號，讓橫膈肌的中心腱產生動作。當一個人在呼吸時，橫膈肌會因收縮而下降，使得胸腔的容積增加，壓力降低；呼氣時，則是相反的：胸腔容積縮小，壓力上升，就如同氣球洩氣一般。

呼吸也會牽動到腹腔。吸氣時，腹部和脊椎的形狀會隨著橫膈肌將腹部往下和往外推而產生改變，吐氣時恢復原狀。這就是所謂的「腹式呼吸法」。在進行這種呼吸法時，橫膈肌位於胸廓、胸骨和腰椎的附著點是固定不動的。胸式呼吸法是橫膈肌的中心腱（頂部）固定不動。還有其他有助於穩定的肌肉也會參與這個過程，與橫膈肌一起動作。

附註：prana 和 apana 是五種內行氣（vayu, 原意是風神）的其中二個。內行氣的概念被運用在瑜伽裡, 利用身體不同區域以各種方式來控制呼吸。其它三種內行氣分別是 samana（平行氣, 以肚臍為中心平衡氣息）、udana（上行氣, 以喉嚨為中心, 控制向上的氣息活動）和 vyana（遍行氣, 讓氣息在體內循環, 貫通全身）。

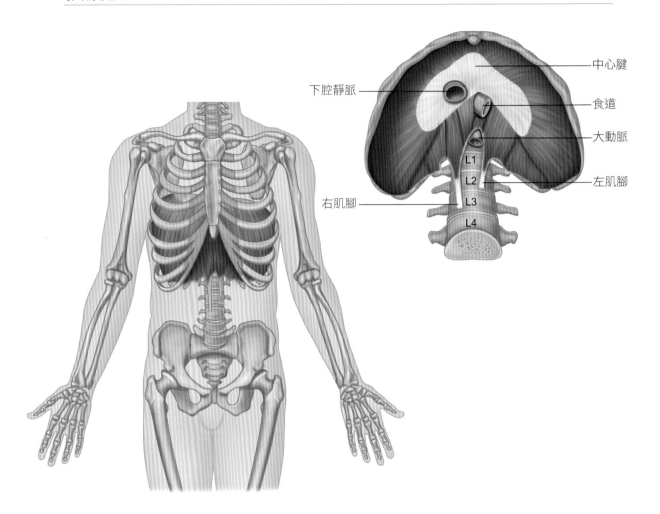

中心腱

下腔靜脈

食道

大動脈

左肌腳

右肌腳

L1
L2
L3
L4

源於希臘文

dia 代表「通過」的意思；phragma 代表「分隔」、「牆」的意思。

起點

胸骨部：起自劍突背面。

肋骨部：起自下六對肋骨和其肋軟骨的內面。

腰部分：上兩節或三節腰椎骨（L1-L3）。內側和外側腰肋弓（又稱內側和外側弓狀韌帶）。

止點

所有肌肉纖維聚集附著於一個中心腱上。也就是說這個肌肉的止點在自己身上。

作用

形成胸腔的底部。在吸氣時將其中心腱往下拉，藉以增加胸腔的容積。

支配神經

膈神經（腹支）以及C3、C4、C5頸椎神經（見 p.20，圖1.34）。

功能性動作

呼吸容量約60%是由橫膈肌運動產生。

需重度使用橫膈肌的體位法

所有體位法和呼吸法（pranayamas）都需要。

橫膈肌的圖示請見金剛坐（p.34）。

斜角肌 SCALENI

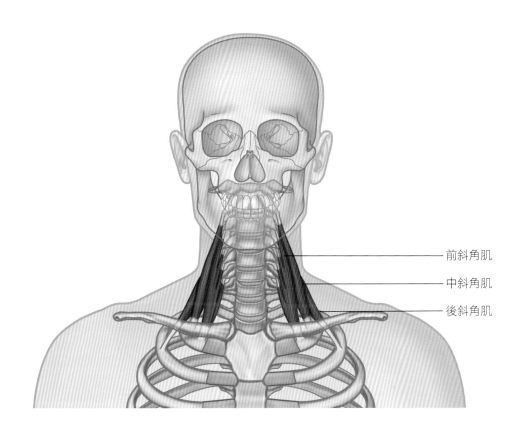

前斜角肌

中斜角肌

後斜角肌

斜角肌還有肋間肌，皆是吸氣輔助肌的一部分。

源於希臘文和拉丁文

scaleni 這個字源於希臘文的 skalenos，代表「不均勻」的意思。

起點

頸椎骨的橫突上。

止點

前斜角肌和中斜角肌：第 1 肋骨。

後斜角肌：第 2 肋骨。

作用

一起作用：可使頸部彎曲。用力呼吸時能提高第 1 肋骨。

單獨作用：可使頸部側彎和側轉。

支配神經

C3－C8 頸椎神經的腹支。

功能性動作

斜角肌是主要的吸氣肌。

當肌肉長期緊繃或縮短時常會發生的問題

因為過度緊繃的肌肉會壓迫到「臂神經叢」和「鎖骨下動脈」，導致頸部、肩膀和手臂出現疼痛的狀況。

會重度使用到斜角肌的體位法／動作

增強肌力：金剛坐 (Vajrasana)，在吸氣時會提高胸廓。排氣式 (Apanasana)。呼吸法。

伸展肌肉：轉動頸部。呼氣時，任何的胸廓向下動作。

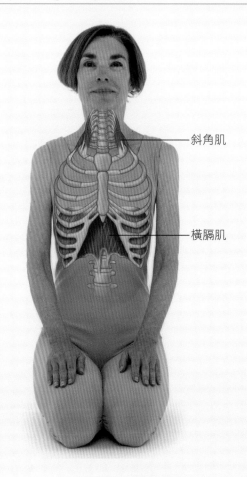

斜角肌

橫膈肌

vajra 代表鑽石 (亦稱金剛石)、雷電。

(梵文發音：vaj-RAHS-anna)

注意要點：呼吸、胸廓擴張、專注於核心、脈輪。

動作和對齊：脊椎伸直、肩膀自然放鬆，髖部和膝蓋彎曲。軀幹的重量直接施加在坐骨上。從側邊看，耳朵中間、肩膀和髖部相互對齊。

技巧：雙膝先彎曲跪地，將坐骨放在腳跟上 (腳趾可內彎或是向後伸)。脊椎要拉長挺直。每當練習者有靜心冥想的需求時，可隨時做這個動作。

有用小提示：這個姿勢是進行很多呼吸法和冥想時很理想的姿勢。如果覺得背部挺直腿部彎曲跪坐的姿勢不舒服的話，可在坐骨下面或是大腿和小腿肚之間放瑜伽磚或毯子，提高臀部會讓膝蓋彎曲時比較輕鬆，並減輕腳踝和腳掌所承受的壓力。建議不要維持這個姿勢超過十分鐘。

反姿勢：反向棒式 (Purvottanasana, p.115)。

腹橫肌　TRANSVERSUS ABDOMINIS

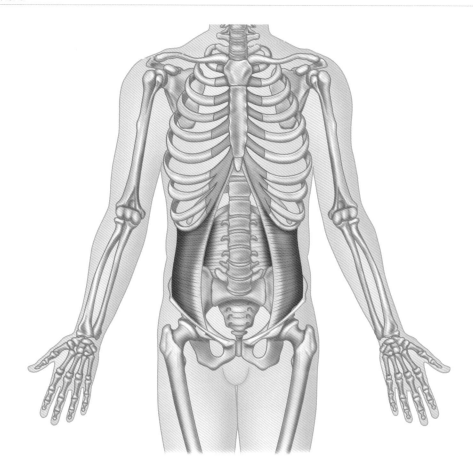

腹橫肌是其中一個呼氣輔助肌。

源於拉丁文

transversus 意指「通過」；abdominis 意指「腹部的／腹部」

起點

髂嵴的前部三分之二。

腹股溝韌帶外側三分之一。

下六對肋骨的軟肋骨。

胸腰筋膜。

止點

借腹肌腱膜（介於胸骨和恥骨之間的帶狀腱性膜）止於白線。

作用

壓縮腹腔，有助於支撐腹腔內臟，抵抗地心引力的拉力。

支配神經

T7－T12 胸椎神經的腹支，髂腹股溝神經和髂腹下神經。

功能性動作

在用力吐氣、打噴嚏和咳嗽時扮演重要角色。有助於維持良好的姿勢。

當肌肉太弱時常會發生的問題

因為腹部肌肉張力有助於支撐腰椎，維持其穩定度，若張力太低容易導致腰椎受傷。

會重度使用到腹橫肌的體位法

增強肌力：任何需要用力吐氣的體位法都會用到腹橫肌，例如吊胃呼吸法（Agni Sara）、貓式（Bidalasana）、下犬式（Adho Mukha Svanasana）、棒式（Uttihiti Chaturanga Dandasana）。

伸展肌肉：牛式（Bitilasana）、橋式（Setu Bhandasana）、用力吸氣。

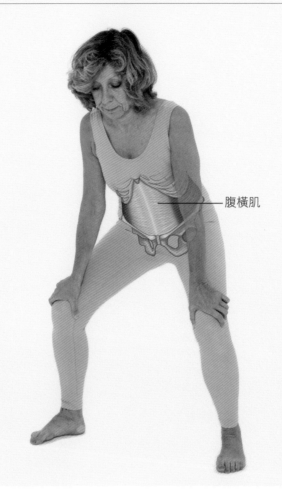

腹橫肌

agni 代表火; sara 代表本質、瀑布

(梵文發音：AHG-ni Sar-ah)

附註：生命之火的重點不在於做出姿勢，而是藉由這個動作為體內注入活力。

注意要點：呼吸、太陽 (腹腔) 神經叢、力量、骨盆底 (會陰) 和肛門上提、壓縮腹部。

動作和對齊：脊椎的彎曲和伸直，肩膀自然放鬆，手肘伸直、骨盆傾斜、髖部和膝蓋微彎。膝蓋與腳趾對齊，一開始脊椎要保持正中筆直，肩膀下沉。

技巧：站立時兩隻腳掌之間要保持至少肩寬的距離，膝蓋彎曲，將雙手放在膝蓋上支撐軀體。吸氣時腹部擴張 (脊椎伸直)，吐氣時腹部內縮 (脊椎彎曲)。重複三到五次。

在用力吐氣時會使用到腹橫肌，把腹部帶向脊椎，讓脊椎彎曲。製造生命之火的位置是在太陽神經叢，也就是第三個脈輪，所謂的太陽輪 (請參見第 5 章)。

有用小提示：這是個充滿力量和活力的姿勢，能使中央核心肌群發熱並影響我們的體內。懷孕或月經期間，或是有食管裂孔疝和心血管問題時，動作要輕柔一點。這個體位法可以在做瑜伽的過程中隨時施行，但是似乎在一開始或中間點需要暖身時做最有效果。

反姿勢：山式 (Tadasana, p.51)。

外肋間肌 INTERCOSTALES EXTERNI (External Intercostals)

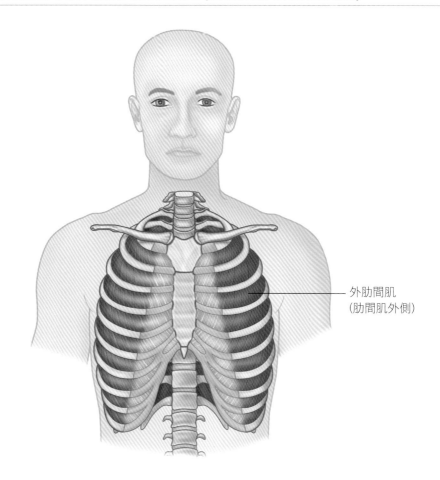

外肋間肌
(肋間肌外側)

外肋間肌、斜角肌、內肋間肌皆是吸氣輔助肌的一部分。

源於拉丁文

inter 代表「之間」；costa 代表「肋骨」；externi 代表「外部」。

外肋間肌的下部與外斜肌的纖維混合，被其覆蓋，形成連續的片狀肌肉。外肋間肌的肌肉纖維位於相鄰兩根肋骨之間。胸廓兩邊各有 11 個外肋間肌。

起點

每根肋骨下緣

止點

下一根肋骨上緣 (肌肉纖維向前和向下斜走)

作用

在身體軀幹進行各式各樣活動時，收縮肌肉以維持胸廓的穩定。

吸氣時能將肋骨上提，增加胸腔的容積(雖然這個作用尚存爭議)。

避免肋間隙在呼吸過程中外凸或內縮。

支配神經

相對應的肋間神經

會重度使用到肋間肌的體位法

增強肌力／肌肉穩定：戰士一式、二式、三式 (Virabhadrasana I, II, III)、三角式 (Trikonasana)、頭倒立式 (Sirsasana)、側棒式 (Vasisthasana) 和高棒式 (High Plank)、手倒立式 (Adho Mukha Vrksasana)。

伸展肌肉：魚式 (Matsyasana)、用力吸氣、呼吸法。

內肋間肌 INTERCOSTALES INTERNI (Internal Intercostals)

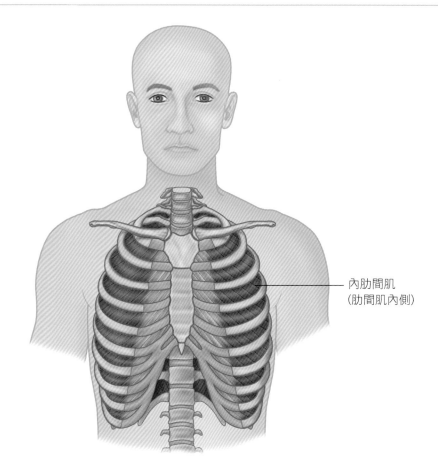

內肋間肌
（肋間肌內側）

內肋間肌、斜角肌、外肋間肌都是吸氣輔助肌的一部分。

源於拉丁文

inter 代表「之間」；costa 代表「肋骨」；interni 代表「內部」。

內肋間肌纖維位於外肋間肌的深層，斜走與其交叉。胸廓的兩邊各有 11 個內肋間肌。

起點

在每根肋骨的上緣和胸廓

止點

在上一根肋骨的下緣（肌肉纖維往胸廓向前和向上斜走）

作用

在身體軀幹進行各式各樣活動時，肌肉收縮維持胸廓的穩定。

用力吐氣時拉動相鄰的肋骨往下降，減少胸腔的容積（雖然這個作用尚存爭議）。

避免肋間隙在呼吸過程中外凸或內縮。

支配神經

相對應的肋間神經。

會重度使用到內肋間肌的體位法

增強肌力／肌肉穩定：戰士一式、二式、三式 (Virabhadrasana I, II, III)、三角式 (Trikonasana)、頭倒立式 (Sirsasana)、側棒式 (Vasisthasana) 和高棒式 (High Plank)、手倒立式 (Adho Mukha Vrksasana)。

伸展肌肉：魚式 (Matsyasana)、用力吸氣、呼吸法。

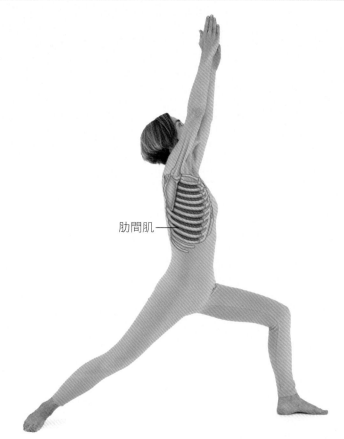

肋間肌—

virabhadra 代表「戰士」，是印度神話裡一位英勇戰士的名字。

(梵文發音：veer-ah-bah-DRAHS-anna)

注意要點：呼吸、肌力、伸展、胸廓擴張、緊縮核心肌群、凝視（日光專注）。

動作與對齊：脊椎伸展到極度伸展。肩關節彎曲。肩胛帶上舉到下壓。髖部和膝蓋彎曲（前腿），髖部和膝蓋伸直（後腿）。骨盆正對前方。維持前腿膝蓋在腳踝正上方。後腿伸直。前腳後跟對準後腳足弓中間。

技巧：以山式的方式站立，雙手放在髖部兩側。一隻腿往後伸，下半身的姿勢如前面所述，

前腳膝蓋彎曲，吸氣，手臂上舉如圖所示，視線往前或往上。此瑜伽招式有兩種變化式：一個是後腳腳尖外轉 45 度（前提是髖部要能正對前方），另一種是後腳腳尖往前以輔助骨盆能正對前方（站姿間距會比較狹窄）。

有用小提示：這是個強而有力的姿勢，若在快上課前做可以提高體溫，也可以做為過渡姿勢。專注凝神於呼吸上。利用核心肌群保護下半部脊椎。確保前膝蓋朝向前方，而且沒有超過足部大姆指。將後腳掌的外緣往地面壓，同時將能量從地面往上拉。雙腳是這個體位法的支撐基礎。

反姿勢：山式（p.51，加上側彎）。

聲門和勝利式呼吸法

勝利式呼吸（Ujjayi，又稱海洋呼吸法）是三段式的呼吸，將空氣吸入腹部，然後中胸，再往上經過上胸。這個過程在吐氣時是相反的。

當聲門受喉嚨肌肉控制產生開合，空氣通過鼻腔加上喉嚨的共鳴便產生了海洋的聲音。從這個空間所發出的聲音，就如同其梵文名的發音一樣。當聲帶的張力改變，就能產生海洋的聲音。勝利呼吸法能夠暖身，是體位法和呼吸法裡非常基礎的呼吸方法。

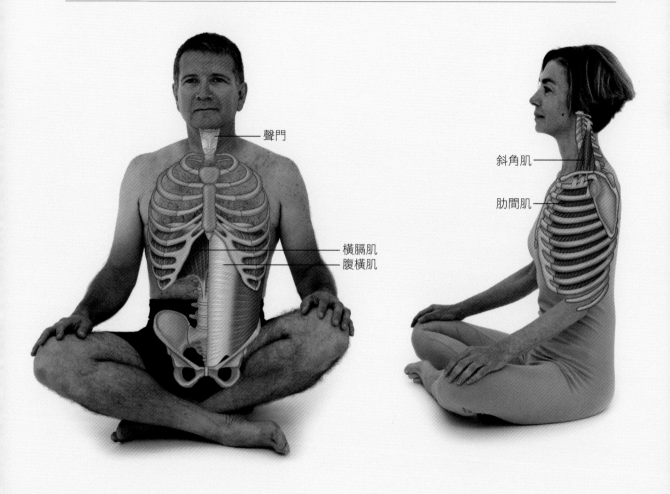

聲門

橫膈肌
腹橫肌

斜角肌
肋間肌

sukha 代表「簡單、輕鬆、快樂」的意思。

(梵文發音：suk-HAS-anna)

注意要點：呼吸、放鬆、核心。

動作和對齊：脊椎伸直，肩膀自然放鬆，髖部彎曲並向外旋轉，膝蓋彎曲。軀體的重量直接施加在坐骨上，左右兩邊重量均等。

技巧：兩腿交叉盤坐。脊椎伸直，將兩手放在大腿上、膝蓋上或是地板上。

有用小提示：這是一個很棒的冥想和呼吸的姿勢。在課程當中隨時都能做。在課程一開始做是最有效益的，有助於集中注意力、平衡和協調。最好能讓膝蓋低於髖部，有助於脊椎伸展，但是對某些人來說可能不容易，可以坐在瑜伽磚或毯子上做為輔助。肌肉拉傷的人可以坐在椅子，雙腿不交叉。

反姿勢：調換兩腿的前後位置，兩種位置的體位法都做完之後，將雙腿延伸並抖動、甩動。

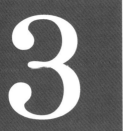

臉部、頭部和頸部的肌肉

雖然在現今社會裡，瑜伽被視為商業性的運動課程，或甚至是某些團體的特定儀式，但是瑜伽原本真正的目標是想藉由冥想，讓真我覺醒，尋求最深層自我的統一性和無限性。瑜伽透過體位法和呼吸法的練習來達到這種身心靈合一的境界。

頸部肌肉對頭部動作的重要性不言而喻，但是臉部和頭骨的肌肉也不能忽略。這些肌肉能表現出人的專心程度、情緒和緊張狀態，要達到內在平靜的狀態，必須要能專注凝神於這個區域的肌肉上。

本章將會針對這個部分做介紹，協助練習者了解相關肌肉，以及其在瑜伽動作裡的作用機制。

肌肉放鬆和收縮：運動單位

放鬆特定的肌肉，是做出正確姿勢與身心釋放很重要的事。骨骼肌因為直接與周邊神經系統裡的軀體神經系統相連，所以可以受到意識的控制。軀體神經系統會將訊息傳給中樞神經系統，並將中樞神經的訊息傳給肌肉和感官神經纖維；其與隨意肌的控制有關。

運動神經元（單一肌肉裡可能存在著許多運動神經元）與所有受其支配的肌肉纖維合稱為運動單位（motor unit）。它是中樞神經系統和肌肉活動之間的單一連結。當神經元傳遞神經脈衝，肌肉會收縮；當神經元沒有傳遞神經脈衝，肌肉會放鬆。經過證實，我們可以透過訓練，讓運動單位平靜穩定，促使肌肉放鬆。

簡單來說，就是可以透過有意識的控制，釋放內部訊號去協助神經脈衝沈靜下來，讓肌肉放鬆。想像後面幾頁裡的臉部與頸部肌肉處於休息狀態是什麼樣子，如此可讓肌肉的緊繃壓力獲得紓解，有助於思緒更為清晰。

枕額肌 OCCIPITOFRONTALIS

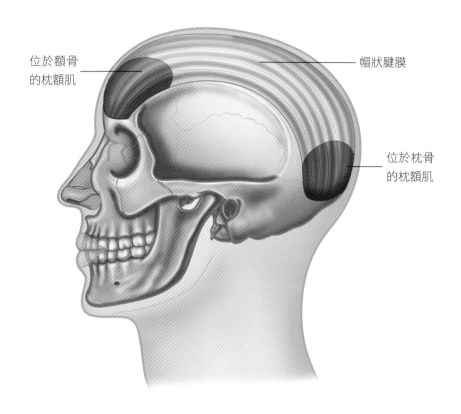

位於額骨
的枕額肌

帽狀腱膜

位於枕骨
的枕額肌

源於拉丁文

occiput 代表「頭的後面」; frontalis 代表
「與頭的前面相連」。

這個肌肉實際上是兩塊肌肉 (枕肌和額肌),
由一個被稱為「帽狀腱膜」的腱膜結構將兩
者相連。因為帽狀腱膜在頭顱上形成像頭盔
的樣子, 因而得其名。

起點

枕肌:枕骨。

顳骨乳突。

額肌:帽狀腱膜 (與額腹連結的片狀腱膜結
構)。

止點

枕肌:帽狀腱膜

額肌:眼睛和鼻子上方的筋膜和皮膚。

作用

枕肌:將頭皮往後拉。

額肌:將頭皮往前拉。

支配神經

顏面神經 (第七對腦神經)

基本功能性動作

例如:挑眉 (讓前額皮膚產生水平皺摺)。

重度使用到枕額肌的體位法

雄獅式 (Simhasana)。

頸闊肌 PLATYSMA

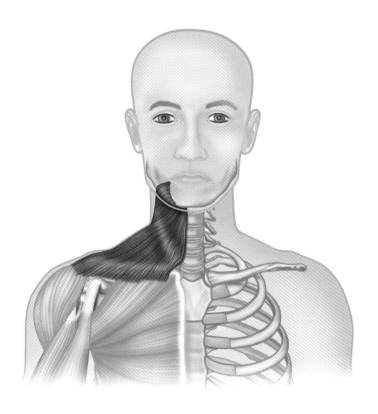

源於希臘文

platys 代表「寬廣、平坦」。

這塊肌肉在跑者完成耗費體力的比賽之後，可能會有凸起現象。

起點

胸部上四分之一的皮下筋膜 (覆蓋在胸大肌和三角肌表面)。

止點

皮下筋膜和下巴肌肉。下頜骨的下緣。

作用

將下嘴唇從嘴角往下方和旁邊拉動。將胸部皮膚往上拉。

支配神經

顏面神經的頸支。

基本功能性動作

例如：受到驚嚇時產生表情。

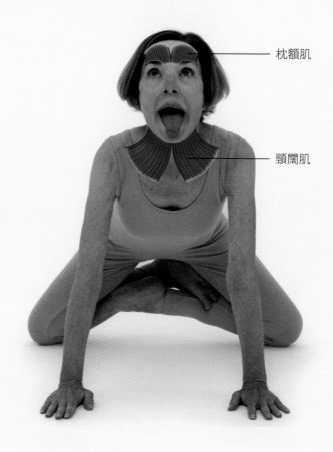

枕額肌

頸闊肌

simha 代表「獅子」；simhasana 代表「王位」。

(梵文發音：sim-HAHS-anna)

注意要點：呼吸；胸部、臉部和呼吸緊張的放鬆；能運用到三個鎖印；對第 4–6 個輪脈有幫助。

動作與對齊：脊椎伸直，關節位於中立位，視個人情況以可承受的程度彎曲髖部，臉部做表情。

技巧：採用任何冥想坐姿都可以，透過鼻子深深吸氣，然後吐氣，同時舌頭伸出，舌尖向下巴捲曲。眼睛張大，凝視前方或是朝上往眉毛方向看。吐氣時發出「哈」的聲音，或是發出咆哮聲。

有用小提示：如果要增加身體的動作，一開始可先從簡易坐開始，然後雙手撐在地面，一邊做臉部表情，把整個軀體往前帶 (如圖示)。做的過程中要留心膝蓋所承受的重量。這個動作在課程的任何時候都能加進去。

反姿勢：若是採「簡易坐」雙腿交叉，請調換兩腿的前後位置，然後伸展腿部並抖動、甩動。

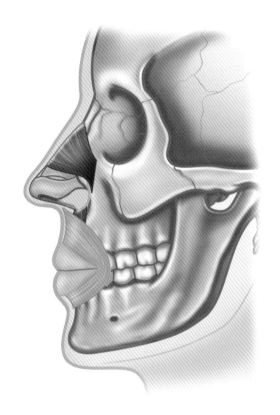

源於拉丁文

nasus 代表「鼻子」的意思。

起點

上頜骨的中間 (在門牙和犬齒上面)。

大鼻翼軟骨。

鼻子的皮膚。

止點

橫跨鼻樑兩側的連結肌肉。

鼻尖的皮膚。

作用

在用力吸氣時，讓外鼻孔維持打開的狀態 (例如撐開鼻孔)。

支配神經

顏面的頰神經。

基本功能性動作

例如：透過鼻子用力呼吸。

會重度使用鼻肌的呼吸法

勝利呼吸法 (Ujjayi)，又稱海洋呼吸法 (Ocean Breath)。

淨脈呼吸法 (Nadi Shodhana)，亦稱鼻孔交替呼吸法 (Alternate Nostril Breath)。

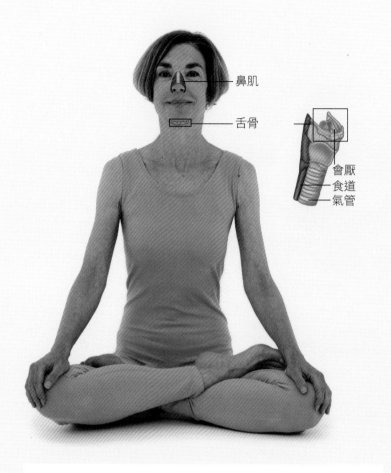

鼻肌

舌骨

會厭
食道
氣管

舌骨的相關知識

舌骨位於頸部區域，下巴與喉部之間。若以關節的角度來看，它就在下顎的下方。小小的跟叉骨 (wishbone) 相似，圍繞著食道。它是固定舌頭和其它組織的結構，但是不與其它骨頭形成關節。當人們吞嚥和說話時，舌骨會上下移動。

會在這裡提到舌骨，是因為周圍肌肉的張力程度和分佈會影響到吞嚥和發聲。舌頭在這裡很重要，因為其附著在舌骨上，連結著頸部前面和後面的肌肉。舌骨所在位置的正確與否，會影響胸鎖乳突肌和夾肌 (頭夾肌／頸夾肌) 之間的動作協調性。

以喉嚨的頂部輕輕地向後和向上拉這個動作為例，在做這個動作時，頸部後方會隨著位於頸部前方的肌肉 (例如胸鎖乳突肌) 伸展放鬆，讓比較小、比較深層，位於頸椎前方，被稱為頭長肌／頸長肌的肌肉能夠完成它們的任務，也就是讓頸部伸得更長。

聽起來好像很神奇是嗎？把類似的頸部動作加入瑜伽裡，能讓附近區域的肌肉放鬆，像是肩胛帶和肩關節。提醒練習者將頸部後仰讓頸部伸展 (但不要極度伸展)，可能會對這整個區域的位置的矯正和調節有幫助。

padma 代表「蓮花」的意思。(梵文發音：pod-MAHS-anna)

注意要點： 蓮花是創造或盛開的象徵；因此這個姿勢可以提升命根氣 (prana) 的力量。

動作與對齊： 脊椎伸直，肩胛帶自然放鬆，髖部彎曲向外旋轉。腳底翻轉向上 (踝關節旋後)，盡可能地彎曲腳踝和膝蓋。耳朵中間、肩膀、髖部對齊。

技巧： 先從簡易坐的姿勢開始，然後將單隻腳掌搭放在另一隻大腿的根部 (半蓮花坐)。完整的蓮花坐是在沒有不適感的前提下，將兩隻腳掌都要搭放在大腿根部。

有用小提示： 蓮花坐是冥想的極佳姿勢。對髖部、膝蓋和足部來說，它可能是比較有負擔的姿勢。若做的是半蓮花坐的姿勢，可以雙腿交互替換交叉的位置。雖然這個姿勢在課程當中隨時都可以做，但在最後的靜坐冥想時做會最有效果。

反姿勢： 手杖式 (Dandasana, p.49)。

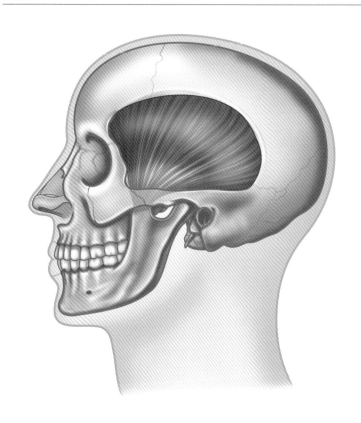

作用肌與拮抗肌

肌肉的功能定義在第 1 章已經談過，這裡我們會用頸部肌肉來說明何謂作用肌與拮抗肌。

兩者位於相反位置，各司收縮和伸展的動作。胸鎖乳突肌和頭夾肌視動作而定，互為對方的作用肌和拮抗肌。

比方說，仰臥起坐或是瑜伽動作裡的排氣式 (Apanasana)，胸鎖乳突肌讓頸部彎曲往上抬 (向心收縮) 時，頭夾肌會產生拮抗作用而伸長，然後胸鎖乳突肌離心收縮，讓頸部往下回到原位，並避免頭部下降時撞到地面。

通常當伸肌向心收縮抬高頭部時 (身體直立的狀態)，屈肌會放鬆。同樣地，當屈肌收縮或縮短時，相拮抗的伸肌會放鬆，也就是伸展或拉長，視作用力而定。請記住，作用肌 (亦即主動肌) 為了做特定動作而收縮時，其相拮抗的肌肉必須放鬆，才能完成動作。

源於拉丁文

temporalis 代表「位於頭部側邊」的意思。

起點

顳窩，包括頂骨、顳骨、額骨。

顳筋膜。

止點

下頜骨冠突。

下頜支前緣。

作用

顎部閉合、牙齒咬合、輔助下頜骨左右活動。

支配神經

衍生自三叉神經 (下頜支) 的前深顳神經和後深顳神經。

基本功能性動作

例如：咀嚼食物。

會重度使用顳肌的體位法

雄獅式 (Simhasana)。

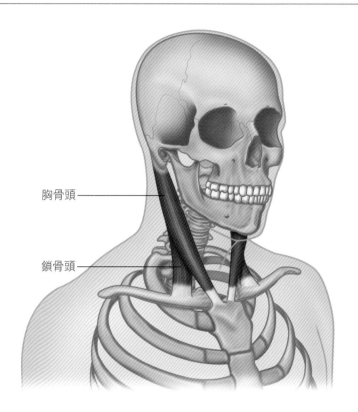

胸骨頭————

鎖骨頭————

源於希臘文

sternon 意指「胸部」；kleis 意指「鑰匙」；mastoeides 代表乳房狀」。

胸鎖乳突肌是有兩個頭的長形帶狀肌肉。有時會發生先天性胸鎖乳突肌損傷，部份肌肉被纖維組織所替代，導致肌肉縮短，產生斜頸(歪脖子)的現象。

起點

胸骨頭：胸骨柄的前表面。

鎖骨頭：鎖骨內側三分之一的上表面。

止點

顳骨乳突的外表面。

枕骨上項線的外側三分之一。

作用

兩側同時收縮的動作：頸部彎曲和頭部往前方移動，例如把頭從枕頭上抬起。在深吸氣時，會拉動胸骨往上提，連帶肋骨也往上提。

單側收縮的動作：讓頭部向同側傾斜。轉動頭部面向對側。

神經

副神經 (第11對腦神經) 以及與本體感受有關的 C2 和 C3 頸椎神經。

基本功能性動作

例如：轉動頭部回頭看的動作。處於仰臥姿勢時的抬頭動作。

可能會造成胸鎖乳突肌損傷的行為或動作

猛力扭轉頸部、肌肉緊張。

當胸鎖乳突肌長期處於緊張／縮短狀態時常會發生的問題

頭痛、頸部疼痛、無法抬頭。

會重度使用胸鎖乳突肌的體位法／動作

增強肌力：排氣式 (Apanasana)、三角式 (Trikonasana)。

穩定肌肉：手杖式 (Dandasana)。

伸展肌肉：頸部的活動。駱駝式 (Ustrasana) 和魚式 (Matsyasana) 裡抬頭向上看的姿勢。

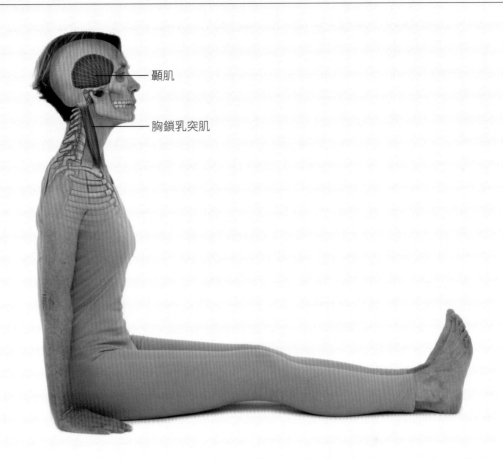

顳肌

胸鎖乳突肌

danda 代表「手杖、棍、棒」。

(梵文發音：dan- DAHS-anna)

注意要點：呼吸、擴展、長度、支撐、緊縮核心肌群、能量流。

動作與對齊：脊椎伸直、肩胛帶自然放鬆、髖部彎曲，膝蓋伸直，腳踝背曲。背部向上挺直，腿部往前伸直，使身體形成一個 L 形。從側面看，耳朵、肩膀和髖部對齊成直線。

技巧：先從坐姿開始，坐骨緊貼地面，雙腿往前伸直。把兩手掌心平貼地面置於髖部的兩側，在兩腿伸直的同時將脊椎往上伸直，並維持住姿勢。骨盆底肌上提。

有用小提示：如果肌肉有拉傷的人，可放一個墊子在膝蓋下面做為緩衝。在底下鋪上毯子也可以。讓脊椎伸直比讓腿部伸直來得重要。讓脊椎展挺直的目的是為了讓能量通道暢通。手杖式可以在課程中任何時候做，尤其是當腿後肌需要熱身時。

反姿勢：反向桌式 (Ardha Purvottanasana, p.92)。

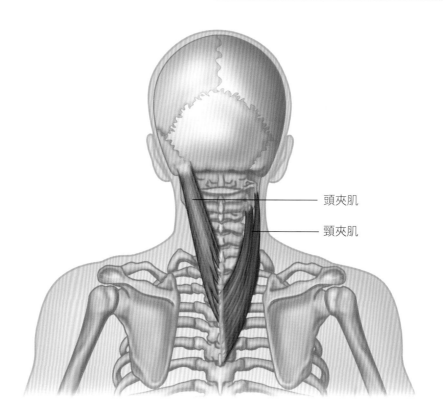

頭夾肌

頸夾肌

源於希臘文和拉丁文

splenius 源於希臘文 splenion，意指「繃帶」。capitis 在拉丁文裡意指「頭部的」；cervicis 意指「頸部的」。

起點

頭夾肌：項韌帶的下部。第 7 節頸椎骨 (C7) 的棘突。前 3 或 4 節胸椎骨 (T1－T4)。

頸夾肌：第 3 至第 6 節胸椎骨 (T3－T6) 的棘突。

止點

頭夾肌：顳骨乳突的後方。上項線的外側，在胸鎖乳突肌附著點的深處。

頸夾肌：前 2 或 3 節頸椎骨 (C1－C3) 的橫突後結節。

作用

同時作用：伸展頭部和頸部。

各別作用：側彎頸部。收縮肌肉時可讓臉部轉向收縮側。

支配神經

中、下頸椎神經的背支。

基本功能性動作

例如：抬頭往上看或是轉頭向後看。

可能會造成頭、頸夾肌損傷的行為或動作

猛力扭轉頸部。

當肌肉長期緊繃或縮短時常會發生的問題

頭痛和頸部疼痛。

會重度使用到頭、頸夾肌的體位法／動作

增強肌力：以頸部的伸展動作為重點的坐姿或站姿。前彎式（頭部與脊椎維持一直線）。任何需要抬頭往上看的姿勢，例如戰士一式 (Virabhadrasana I)。

伸展肌肉：頸部繞圈動作。將下巴往胸部靠近的動作。

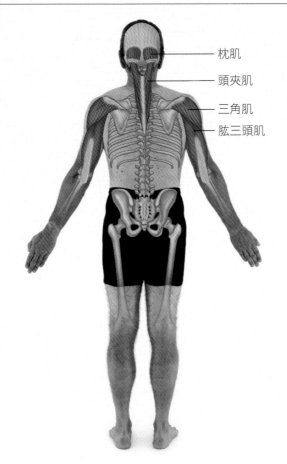

枕肌

頭夾肌

三角肌

肱三頭肌

tada 代表「山」的意思。

(梵文發音：tah-DAHS-anna)

注意要點：呼吸、肌力、姿勢、平衡、專注於核心、基礎、內在專注力。

動作與對齊：脊椎伸直、肩關節中立位、肩胛帶下壓並稍微向下旋轉，肘關節和腕關節伸展，橈尺關節旋後，骨盆和髖部中立位，膝蓋伸展，踝關節中立位，腳指伸展。耳朵中間、肩膀、髖部、膝蓋、踝骨相互對齊。

技巧：雙腳平行站立與髖部同寬。雙腳站穩，腳掌、腳外緣和腳後跟貼緊地面。這個姿勢有一股上升的力量：從足弓、膝蓋骨、骨盆底、腹部肌肉，順著脊椎骨一路往上直達頭頂。這一切都是在創造空間、能量和呼吸。

有用小提示：膝蓋、胸廓和舌骨放鬆。閉上眼睛想像從地面將能量往上拉升。這個姿勢給人一種穩固、平衡的感覺，如同一座山的峰頂。試著依靠牆面做這個體位法，讓肩胛骨、薦骨和腳後跟碰觸到牆壁。

山式被認為是所有站姿體位法的基礎。

反姿勢：

拜日式 (Surya Namaskar) 開始的姿勢是山式 (Tadasana)；向上致敬式 (如封面的圖)；從天鵝式 (Swan Dive) 姿勢變換到站姿前彎式 (Uttanasana)；從半站姿前彎式 (Ardha Uttanasana) 的姿勢回到站姿前彎式；捲起上半身回到上半身前彎，背部放平的狀態 (反向天鵝式)，再到向上致敬式，最後回復到山式，同時雙手合掌放胸前呈祈禱狀。

山式是所有站姿體位法的基礎，是非常重要的姿勢。要花時間做好這個姿勢，從頭到腳仔細檢視整個身體，確認站姿是否平衡、對齊、平穩、充滿能量。作用到的身體後方肌肉如圖所示，但其中大多數是要保持自然放鬆，扮演穩定肌的角色，而非施力肌的角色。

想像一下七個脈輪 (p.78) 與脊椎的關係，在做封面的致敬式時，以山式為基礎以達到最佳的效果。

4 脊椎肌肉

脊椎的功能

無論是從力學的觀點或是從能量的觀點來看，脊椎都是人體宇宙的中心，因為主要的脈輪都位於脊椎上。脊椎在所有體位法裡皆扮演重要的角色，即使是身體處於休息狀態的攤屍式 (Savasana) 時，脊椎仍身負傳輸微妙能量和訊息的任務。

脊椎支撐軀體和頭部，使其在站姿、坐姿、跪姿、後仰彎弓和手臂平衡姿勢等動作時，能保持平衡和穩定。脊椎連結上肢和下肢，並保護與大腦相連的脊髓。胸椎骨和與其相接的成對肋骨，形成保護心臟和肺部的屏障。腰椎骨和薦骨所形成的區域，則保護著性器官和附近的器官。

脊椎的肌肉能夠穩定脊椎並使其四個區域產生活動：頸椎、胸椎、腰椎、薦骨 (活動最少的區域)。第五個區域的尾骨雖然因其椎骨融合在一起而不能活動，但它在人體坐著時仍能提供支撐和保護的作用。

尾骨被認為是尾巴在演化過程中退化的殘留部分，但尾骨在人體內仍具有其它作用，亦即肌肉和韌帶的附著點，大多是骨盆底肌肉和韌帶附著。

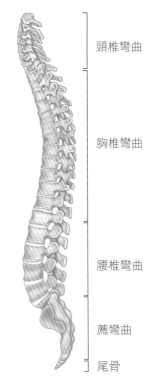

頸椎彎曲

胸椎彎曲

腰椎彎曲

薦彎曲

尾骨

脊椎側視圖

脊椎的動作類型

脊椎最上面三段可活動區域，可以做彎曲、伸展、左右側彎以及旋轉至左側和右側的動作。脊椎也可以做後仰彎弓的姿勢。然而，脊椎活動還是有一些限制。

頸椎

被認為是是脊椎裡活動最靈活的區域，其呈現往前彎曲 (前凸) 的曲線，能支撐頭部的重量保持平衡。最上面兩個椎關節在某些關節活動是有限制的，寰枕關節位於頭骨和被稱為寰椎的 C1 頸椎骨，可以彎曲和伸展 (點頭動作)，但只能稍微側彎而且無法旋轉。寰樞關節位於寰椎 (C1) 和樞椎 (C2) 之間，其主要的動作大多是旋轉。其它頸椎關節 (C3－C7) 只要沒有脊椎損傷的狀況，可以在三個切面上自由活動。

在瑜伽的任何姿勢裡，主要目的都是要創造身體內部的空間，而不是去壓縮它，這也是為什麼我會教學生在不壓迫到脊椎骨的前提下去伸展 (不是極度伸展) 後頸部的位置。

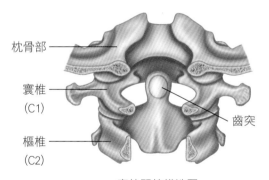

枕骨部

寰椎 (C1)

樞椎 (C2)

齒突

寰枕關節構造圖

胸椎

是脊椎裡最長的一段，有 12 節胸椎骨。它的主要限制是極度伸展(如同右圖駱駝式裡的背部成彎弓狀的姿勢)。這個區域的下部脊椎骨後方的棘突會開始向下傾斜，所以當一個人在做後仰彎弓時，骨頭突起處會碰觸到下一個突起處。瑜伽練習者務必要了解這點：當背部在做彎弓狀時，不能讓它變成骨頭相互擠壓的姿勢。

雖然每個人狀況都不一樣，但是大多數人的胸椎是呈現自然後凸的曲線，後仰彎弓會讓胸椎的方向變成前凸。後仰彎弓需要脊椎前凸區域 (腰椎和頸椎) 以及胸椎上部更多的輔助，因為這些區域椎骨的活動限制比較小。指導者必須詳細和正確地解釋，要緊縮哪些肌肉來支撐這些區域，讓身體前側能夠展開。

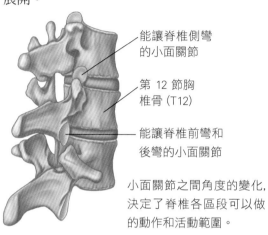

能讓脊椎側彎的小面關節

第 12 節胸椎骨 (T12)

能讓脊椎前彎和後彎的小面關節

小面關節之間角度的變化，決定了脊椎各區段可以做的動作和活動範圍。

背部往後彎時，要讓脊椎伸展開來而非壓迫，會讓你做這個動作時比較輕鬆，而且也可以保護椎間盤 (脊椎骨之間的軟骨)。

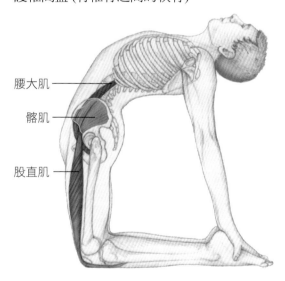

腰大肌

髂肌

股直肌

駱駝式第 I、II 級 (Ustrasana)：上圖身體正面的肌肉在伸展的同時，身體後面沿著脊椎的肌肉支撐著這個背部後彎的姿勢。請注意骨盆的位置 (與膝蓋對齊成一直線)，還有頸椎區域支撐住頭部的重量，而不是讓頭部的重量下墜。

腰椎

是脊椎裡面呈現前凸曲線的區段，由 5 個最大和最粗的脊椎骨所組成。因為骨頭形狀的關係，其主要受限的動作是旋轉。位於脊椎後方的棘突體積較大，加上小面關節的排列方向，限制了腰椎能夠轉動的幅度和方向。再聲明一次，這個知識非常重要，尤其是在做脊椎扭轉的動作時更要注意。

做瑜伽時發生下背傷害，很多都是起因於扭轉時，腰椎的扭轉力道大於胸椎。脊椎彎曲時過度伸展也是其中一個風險因子。

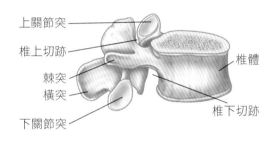

上關節突
椎上切跡
棘突
橫突
下關節突
椎體
椎下切跡

第 3 節腰椎骨 (L3) 的側視圖

薦骨

在青春期尾聲，脊椎在這個區段的 4 至 5 塊脊椎骨會融合在一起，形成較堅固的薦骨，支撐著脊椎的重量。這些脊椎骨本身不會活動，但是在薦骨與骨盆接合處 (薦髂關節或簡稱 SI 關節)，可以做滑動動作，但活動幅度很小而且屬於不隨意動作。這樣的活動在分娩時會自然發生，受荷爾蒙鬆弛素分泌的影響，支撐關節的韌帶開始伸展的緣故。

瑜伽裡極限伸展的動作，例如坐姿前彎式 (Paschimottanasana) 可能會因為韌帶不易 "彈回" 原來的長度，而導致薦髂關節不適。這個區域會變得比較不穩定，導致發炎和疼痛現象。久坐也會使這個地方產生疼痛感。

骨盆區域有個特別的動作被稱之為屈垂 (薦骨基部的向前活動) 和反屈垂 (薦骨基部的向後活動)。請不要將這些動作與骨盆旋轉或傾斜弄混，雖然它們可能會伴隨著這些動作一起發生。

總結來說，雖然脊椎的薦骨區域可活動範圍有限，但還是會因為受刺激而感覺疼痛，在比較高階的瑜伽動作可能會發生，因此在做密集的前彎、扭轉、劈腿、甚至是後仰彎弓的動作時要特別小心。

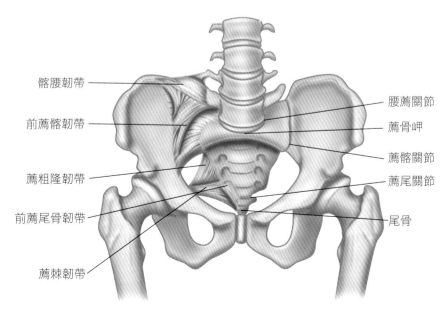

髂腰韌帶
前薦髂韌帶
薦粗隆韌帶
前薦尾骨韌帶
薦棘韌帶
腰薦關節
薦骨岬
薦髂關節
薦尾關節
尾骨

骨盆和薦髂關節周圍的韌帶

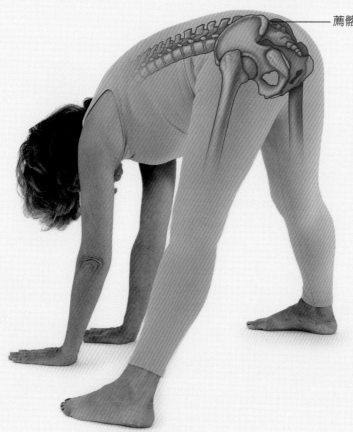

薦髂關節

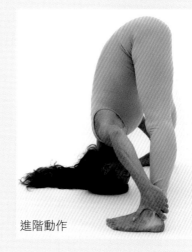

進階動作

prasarita 意指「擴展的」；pado 意指「足部」；tan 意指「伸展」。(梵文發音：pra-sa-REE-tah pah-doe-tahn-AHS-anna)

注意要點：呼吸、擴展、長度、伸展、平心靜氣、內省反思。

動作與對齊：脊椎伸展、肩胛帶自然放鬆、髖部彎曲、外展，膝蓋伸直，腿後肌和小腿肌肉伸展，擴展薦髂關節區域。隨著髖部彎曲時將骨盆的頂部往前帶。

技巧：先從山式 (Tadasana) 開始，面向瑜伽墊的長邊；雙腳打開超過肩膀，約一條腿長度的距離，雙手放在髖部，吸氣並將軀幹往上提，然後吐氣並將身體向前彎曲，當脊椎與地板平行時，再進行一次完整的呼吸，向外伸展

並緊縮核心肌群。吐氣時，將身體往下帶，把雙手放在瑜伽磚上或是地板上。感受來自地球的能量從足部往腿部向上傳送。收縮股四頭肌讓腿後肌伸展。

有用小提示：身體向前彎曲之後，有很多變化姿勢，增加身體前方和後方的距離和空間。開胯下犬式、脊椎扭轉和深弓步都可加進動作裡增加運動效益。這個姿勢可以做為很多站姿體位法的反姿勢。

反姿勢：些微後仰彎弓的山式 (Tadasana)，雙手放在薦骨上。

正如脊椎是身體的核心，這個姿勢也是瑜伽的核心。

接下來會談到負責脊椎動作的幾個主要肌肉，並配合相關體位法的說明。

豎脊肌（薦棘肌）ERECTOR SPINAE (SACROSPINALIS)

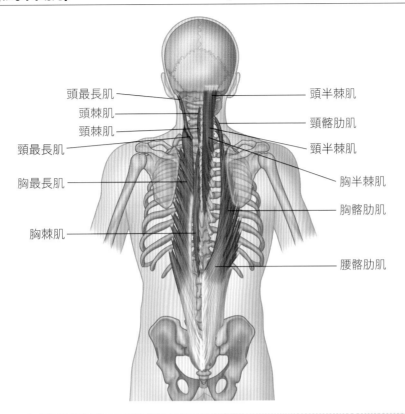

頭最長肌

頭棘肌

頸棘肌

頸最長肌

胸最長肌

胸棘肌

頭半棘肌

頸髂肋肌

頸半棘肌

胸半棘肌

胸髂肋肌

腰髂肋肌

源於拉丁文

erector 源於拉丁文 erigere，意指「豎立」；spinae 意指「脊椎的」；spinalis 意指「棘狀突起的」。

豎脊肌又稱為薦棘肌。由三組縱向平行排列的肌肉組成，從最外側往內側分別為髂肋肌、最長肌和棘肌。

起點

薦骨上的肌肉。髂嵴。脊椎骨的棘突和橫突。肋骨。

止點

肋骨。脊椎骨的棘突和橫突。枕骨。

作用

伸展和側曲脊柱（例如後彎和側彎）。

挺直站立和坐著時，協助脊椎維持正確的曲度。

行走時維持骨盆脊柱的穩定。

支配神經

頸、胸、腰椎神經的背支。

基本功能性動作

例如：背部挺直（脊椎呈現正確的曲度），然後維持住姿勢。

可能會傷害豎脊肌的動作

猛力扭轉。在做抬舉動作時膝蓋沒有彎曲或沒有維持背部挺直。拿著東西時，東西距離身體前方太遠。對個人而言，過於勉強的瑜伽極度伸展動作。身體極度前彎（例如坐姿前彎式）可能使肌肉極度伸展。

當肌肉長期緊繃或縮短時常會發生的問題

頭痛和頸部疼痛。

會重度使用豎脊肌的體位法

增強肌力：大多數需要脊椎往上伸直的坐姿或站姿，例如，戰士一式、二式、三式（Varabhadrasana）。需要脊椎極度伸展的後仰彎弓。門閂式（Parighasana）、三角式（Trikonasana）、側三角伸展式（Utthita Parsvakonasana）、反向戰士式（Viparita Virabhadrasana）—所有側彎的姿勢。

伸展肌肉：嬰兒式（Balasana, p.146）、鋤式（Halasana）。側彎動作。

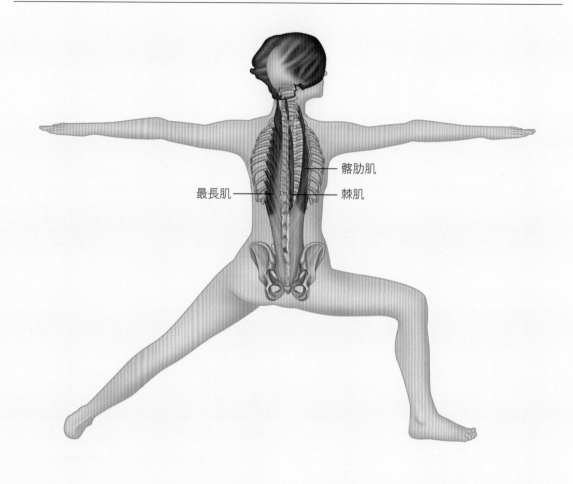

髂肋肌

最長肌 —— —— 棘肌

virabhadra 代表「戰士」，是印度神話裡一位英勇戰士的名字。

(梵文發音：veer-ah-bah-DRAHS-anna)

注意要點：呼吸、空間、肌力、伸展、胸廓擴張、平衡、開展、穩固。

動作與對齊：脊椎伸直。肩膀外展，保持平穩。髖部和膝蓋彎曲（前腿）。骨盆打開。前腿膝蓋位於腳踝正上方成一直線。後腳與前腳呈近乎 90 度，前腳後跟對齊後腳足弓的中間。

技巧：先從山式開始，身體站立，雙手放在髖部。一隻腿向後移動，身體下降，前腿膝蓋彎曲。吸氣並將手臂向兩側伸展平舉，目光集中順著前方手臂往前凝視。緊縮核心肌群，將骨盆底上提。

有用小提示：這是一個能讓身體平衡，充滿力量的姿勢。可以在課程開始到課程中間這段時間做。這個體位法可以從其它體位法轉換過來或是轉換至其它體位法，像是戰士一式和三角式。

集中注意力在呼吸、能量和身體的伸展。能讓尾骨在腹部上提時下降；此將有助於保護脊椎下部。確認前腿膝蓋擺正向前，而且沒超出足部大姆指。前腿髖關節稍微向外旋轉。後腳掌外緣要緊貼地面，然後將能量從地面往上拉。雙腳是這個體位法的支撐基礎。

反姿勢：換邊，然後做山式 (Tadasana) 或三角前彎式 (Prasarita Padottanasana)。

頭半棘肌、頸半棘肌、胸半棘肌
SEMISPINALIS CAPITIS, CERVICIS, THORACIS

橫棘肌 (橫跨脊椎的意思) 是由位於豎脊肌深層的三個小肌肉群所組成的肌肉。

然而跟豎脊肌不同的是，其每一組肌肉都是前後接續排列，而非並排。這些肌肉群從最表層到最深層，分別是半棘肌、多裂肌和迴旋肌。

它們的纖維一般是從橫突向上和向內往較高的棘突延伸，有時會組成後側深層肌群。這些肌肉群負責的動作大多是旋轉和伸展，以及一些側彎動作。

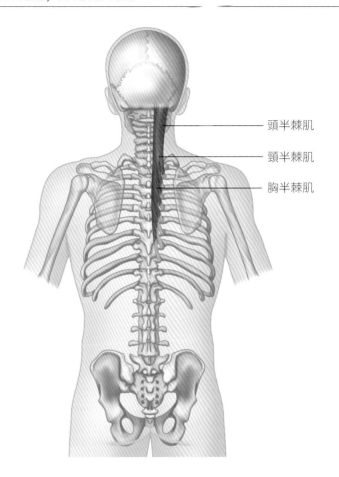

頭半棘肌

頸半棘肌

胸半棘肌

源於拉丁文

semispinalis 意指「半棘」；capitis 意指「頭部的」；cervicis 意指「頸部的」；thoracis 意指「胸部的」。

起點

頸椎和胸椎 (C1 - T10) 的橫突。

止點

枕骨的項線之間、頸椎和胸椎的前 4 節 (C2 - T4) 的棘突。

作用

頭半棘肌：是頭部最有力的伸肌，能協助頭部的旋轉。

頸半棘肌和胸半棘肌：脊椎的頸椎和胸椎部分的伸展。協助頸椎骨和胸椎骨的旋轉。

支配神經

頸椎神經和胸椎神經的背支。

基本功能性動作

例如：抬頭向上看或轉頭往後看。

可能會傷害到半棘肌的動作

猛然扭轉。瑜伽裡強力的極度伸展以及胸椎／頸椎旋轉動作，會造成揮鞭式傷害。

會重度使用半棘肌的體位法

增強肌力：眼鏡蛇式 (Bhujangasana)、蝗蟲式 (Salabhasana)、魚式 (Matsyasana)。所有涉及扭轉或旋轉的體位法。戰士三式 (Virabhadrasana III)。

肌肉伸展：嬰兒式 (Balasana, p.146)、鋤式 (Halasana)。扭轉姿勢。

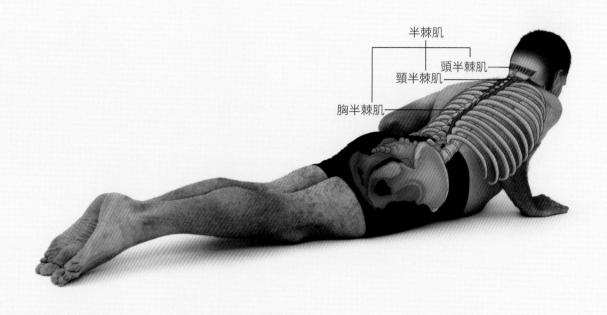

半棘肌
頭半棘肌
頸半棘肌
胸半棘肌

bhujanga 代表「蛇」的意思。
(梵文發音：boo-jan- GAHS-anna)

注意要點：呼吸、肌力、伸展、刺激核心肌群、心肺的擴展 (第4脈輪)。

動作與對齊：脊椎極度伸展。肩膀伸展到彎曲。肩胛帶內收。髖關節伸展。緊縮核心肌群和腿部肌肉。雙手置於肩膀正下方。

技巧：先俯臥，腹部貼地，雙手和肘部向胸廓靠攏。雙腿合併並向後伸直，雙腳壓向地板。緊縮核心肌群來保護腰椎區域。將軀幹從地面往上抬高，髖部貼地。視線往前。不是用雙手向下壓，而是必須透過脊椎伸肌的收縮來抬起上半身，以達到最佳的效果。

有用小提示：可先從小眼鏡蛇式 (baby cobra) 開始做起，這個招式的雙手可抬離地板，確保是透過脊椎伸肌抬起上半身，而非用手臂。上半身抬起之後，可將雙手壓向地板，在核心肌群緊縮的同時，輔助加強身體前側的伸展。這算是基本的後仰彎弓，同時也是為後續更多進階姿勢做準備很好的熱身動作。它也是拜日式裡的其中一個動作，具有熱身的作用。如果腰椎有受傷的人，可將雙腿打開，讓核心肌群的更有效地緊縮。

反姿勢：嬰兒式 (Balasana, p.146)。

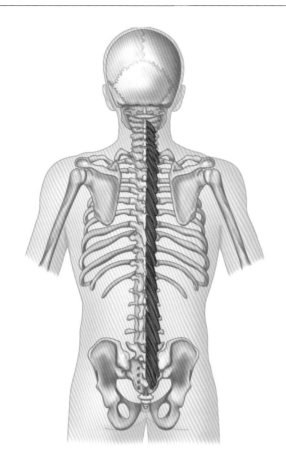

源於拉丁文

multi 意指「多」; findere 意指「分裂」。

這個肌肉是橫棘肌群的一部分，位於脊椎骨與其橫突之間的溝內。

起點

薦骨的後表面，介於薦骨孔和後上髂棘之間。

所有腰椎骨的乳狀突 (上關節突的後緣)。

所有胸椎骨的橫突。

下 4 節頸椎骨的關節突。

止點

起點往上 2~4 節脊椎骨的棘突; 整體而言，其範圍涵蓋了從第 5 節腰椎骨到樞椎 (L5 - C2) 的棘突。

作用

保護脊椎關節，避免其因表層主動肌強力的活動而受到傷害。

脊柱的伸展、側彎和旋轉。

支配神經

脊椎神經的背支

基本功能性動作

例如: 在做任何動作／體位法時，協助維持良好姿勢和脊椎的穩定。

可能會傷害多裂肌的動作

在做抬舉動作時膝蓋沒有彎曲或沒有維持背部挺直。舉起物品時，物品距離身體前方過遠。瑜伽裡身體過度彎曲或扭轉的動作。

會重度使用多裂肌的體位法，
主要是跟穩定性有關

所有牽涉到站、跪、坐、後仰彎弓和扭轉或旋轉的體位法。

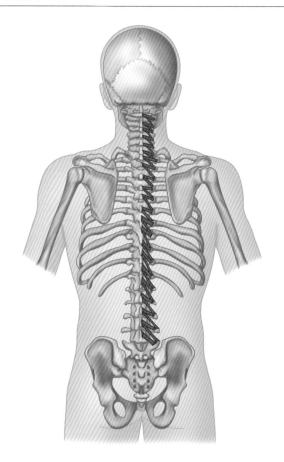

rota 代表「轉動」的意思。

起點

每個脊椎骨的橫突。

止點

相鄰脊椎骨的上位椎骨的棘突底部。

作用

旋轉與協助脊柱的伸展。

支配神經

脊椎神經的背支。

基本功能性動作

在站立、坐著以及所有動作／體位法時，協助維持良好姿勢和脊椎的穩定。

可能會傷害迴轉肌的動作

做抬舉動作時，膝蓋沒有彎曲或是保持背部挺直。舉起物品時，物品距離身體前方過遠。做瑜伽時，若過度扭轉腰椎，可能會適得其反。

會重度使用迴轉肌的體位法

所有涉及站、坐、扭轉或旋轉的體位法（涉及增強肌力和伸展肌肉的體位法都包含在內）。

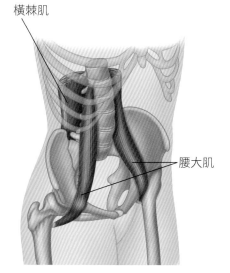

橫棘肌

腰大肌

位於腰椎後方具穩定作用的肌肉。

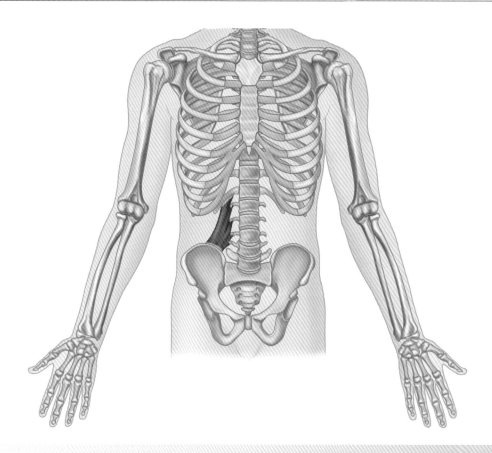

源於拉丁文

quadratus 意指「四邊的」；lumborum 意指「腰」。

屬於穩定肌。

起點

髂崎。髂腰韌帶 (從第 5 節腰椎骨衍生至髂骨的韌帶)。

止點

第 12 根肋骨。上 4 節腰椎骨的橫突 (L1 - L4)。

作用

脊柱側彎。在進行深呼吸時，能固定第 12 根肋骨 (有助於唱歌者在控制發聲時穩定橫膈肌)。協助脊柱腰椎部分的伸展，並提供其側向的穩定性。

支配神經

肋下神經的腹支和上 3 或上 4 節腰椎神經 (T12, L1, L2, L3)。

基本功能性動作

例如：坐著時側彎撿起地板上的物品。

可能會傷害腰方肌的動作

側彎或是從側彎姿勢抬起上半身的動作過快。

當肌肉長期緊繃或縮短時常會發生的問題

髖部、臀部區域以及下背部的轉移痛。

會重度使用腰方肌的體位法

增強肌力：巴拉瓦伽式 (Bharadvajasana)、反向戰士式 (Viparita Virabhadrasana)、門閂式 (Parighasana)、側三角伸展式 (Utthita Parsvakonasana)。

伸展肌肉：山式 (Tadasana) 搭配側彎動作。鋤式 (Halasana)。

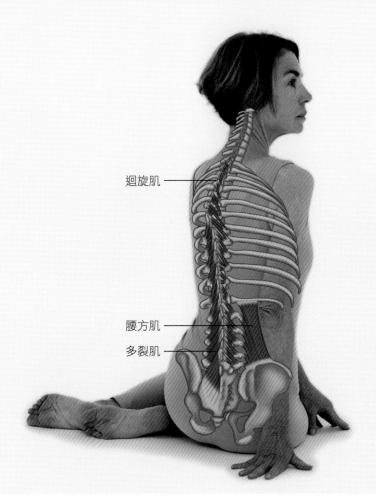

迴旋肌 ——

腰方肌 ——

多裂肌 ——

bharadvaja 代表「傳說中的聖人」

(梵文發音：bah-ROD-va-JAHS-anna)

注意要點：呼吸、伸展、淨化、釋放。

動作與對齊：脊椎伸展和旋轉，肩胛帶保持穩定，肘關節伸展，髖部和膝蓋彎曲。繃緊腿部肌肉，骨盆和手臂支撐。

做法：坐著，雙腿往同側彎曲向臀部靠攏。脊椎挺直，緊縮核心肌群，身體往遠離膝蓋的方向扭轉。一隻手放在外側膝蓋上，另一隻手移至身後靠近脊椎，放在地上。目光在不損傷頸部的前提下，隨著扭轉的方向移動。

有用小提示：巴拉瓦伽式 (Bharadvajasana) 屬於比較輕鬆的扭轉姿勢，可以在熱身之後做或是在緩和運動之前做。在旋轉動作開始前，若能先讓脊椎挺直，會讓脊椎扭轉的動作更順暢。坐在地板上時可放一張毯子在其中一邊的臀部下面，能協助脊椎骨保持平衡。將支撐物放在扭轉側的下面，可以舒緩下背的不適感。配合手臂和腿部的動作可以衍生出其它變化式。

反姿勢：束角式 (Baddha Konasana, p.151)。

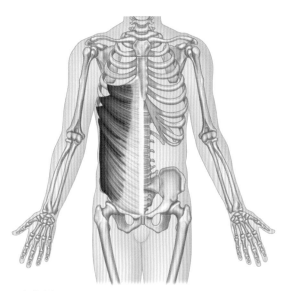

腹外斜肌

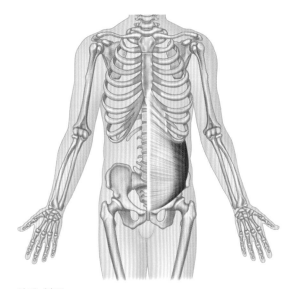

腹內斜肌

源於拉丁文

obliquus 代表「對角線的、傾斜的」的意思。

腹外斜肌的後部纖維通常會與背闊肌重疊，但是在某些情況下，這兩種肌肉之間存在著被稱為「腰三角 (lumbar triangle)」的區域，其位置就在髂嵴的上方。腰三角是腹壁的薄弱區。腹內斜肌被認為是強而有力的穩定肌，同時也扮演著動作肌的角色。

起點

腹外斜肌：下 8 對肋骨。

腹內斜肌：髂嵴。腹股溝韌帶的外側三分之二。胸腰筋膜層 (Thoracolumbar fascia, 位於下背的一層結締組織)。

止點

腹外斜肌：髂嵴的前半部，延伸至止於白線 (linea alba, 從胸骨向下延伸的腱膜帶) 的腹肌腱膜。

腹內斜肌：下 3 或 4 對肋骨，借腱膜止於白線。

作用

壓縮腹部，協助支撐腹腔內臟對抗地心引力的拉力。

腹外斜肌：單側收縮可讓軀體側彎，並讓它旋轉至對側。

腹內斜肌：單側收縮可讓軀體側彎，並讓它旋轉至同側。

當左右兩側腹外斜肌和腹內斜肌同時收縮，能協助彎曲動作。

支配神經

腹外斜肌：T5 - T12 胸椎神經的背支

腹內斜肌：T7 - T12 胸椎神經的背支，髂腹下神經和髂腹股溝神經。

基本功能性動作

例如：用鏟子挖掘、用耙子耙土以及扭轉的動作。

當肌肉太弱時常會發生的問題

強健結實的腹部肌肉能提高腰椎的穩定性，肌肉太弱容易使腰椎受傷。

會重度使用到這兩個肌肉的體位法

增強肌力：任何涉及脊椎側彎、彎曲或是旋轉的體位法。例如三角式 (Trikonasana)、門閂式 (Parighasana)、側三角伸展式 (Utthita Parsvakonasana)、半魚王式 (Ardha Matsyendrasana)、扭轉三角式 (Parivrtta Trikonasana)。反轉頭碰膝式 (Parivrtta Janu Sirsasana) 和綁手側三角式 (Baddha Parsvasana)。

伸展肌肉：側彎。橋式 (Setu Bhandasana)。

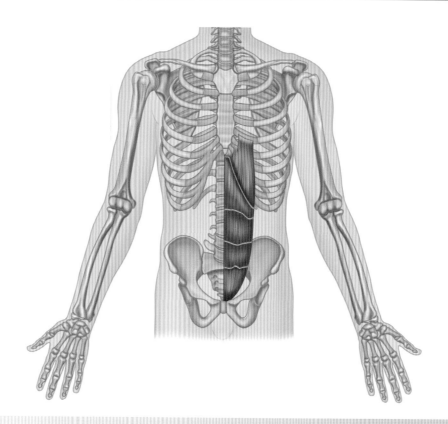

源於拉丁文

rectus 意指「直的」；abdominis 意指「腹部的」。

腹直肌被腱膜帶分成三或四塊肌腹，每塊肌腹都被來自外側腹部肌肉的腱膜纖維所包覆。這些纖維在腹部正中央交錯形成白線 (linea alba)。

位於下部腹直肌前側，有一塊很多人沒有的肌肉被稱為錐狀肌 (pyramidalis)，其從恥骨嵴往上延伸，插入白線。在經常訓練的運動員身上所看見的六塊腹肌，就是錐狀肌和其上面的腹直肌所形成的。

起點

恥骨嵴和恥骨聯合 (恥骨的前面)。

止點

位於胸骨下端的劍突 (Xiphoid process)；第5、第6、第7 肋骨。

作用

彎曲腰椎。能讓胸廓下降。在行走時穩定骨盆。

神經

T5 - T12 胸椎神經的背支。

基本功能性動作

例如：從較低的椅子起身站起的動作。仰臥時將捲起上身的動作。

會重度使用腹直肌的體位法

增強肌力： 三角式 (Trikonasana)、排氣式 (Apanasana)、船式 (Navasana)、生命之火 (Agni Sara，又稱吊胃呼吸法)、椅子式 (Utkatasana)，和其它利用腹直肌穩定脊椎的體位法。

有助於穩定脊椎和骨盆的單腳站立體位法：戰士三式 (Virabhadrasana III)、樹式 (Vrksasana)。

伸展肌肉： 橋式 (Setu Bhandasana)、後仰彎弓。

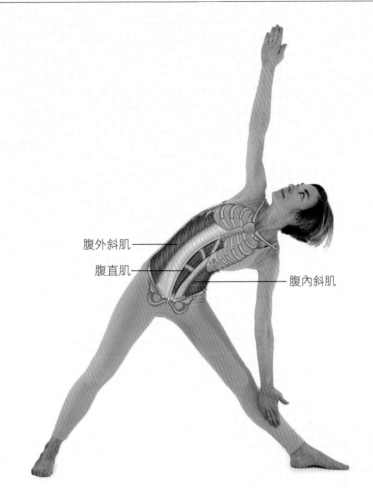

腹外斜肌————

腹直肌————

————腹內斜肌

trikona 代表「三個角或三角形」的意思。

(梵文發音：tree-kone-AHS-anna)

重點提示：呼吸、肌力、伸展、擴張、平衡、支撐、刺激、力量、具療癒效果的、專注於核心。

動作與對齊：脊椎伸展，肩膀外展，肩胛帶保持穩定，肘關節和腕關節伸展，緊縮核心肌群，骨盆保持穩定。髖部彎曲並向外旋轉 (前腿)，髖部伸展和外展 (後腿)，膝蓋彎曲和伸展，後腳腳踝旋後。一隻手臂向上伸直，兩臂肩膀成一直線，前腳腳跟對齊後腳足弓中央。

技巧：從山式開始，雙手置於髖部，一隻腿向後形成戰士二式的姿勢。前腿伸直，膝蓋放鬆，骨盆擺正。緊縮核心肌群，骨盆底上提。

前臂和軀體向前伸的同時，骨盆往後推，當這個姿勢做好時，下位手臂往下垂，手部置至腿部內側或瑜伽磚上，上位手臂往上伸展舉高。保持頭部與脊椎成一直線。維持這個姿勢一分鐘。

有用小提示：在進行伸展時會感覺身體好像受到兩個切面的支撐，做這個體位法時可以試著將身體背面貼在牆上，去體會這種感覺。若頸部沒有受傷，可以讓目光向上看著上位手 (有些練習者可能會選擇將上位手置於薦骨的位置)。腿後肌會被伸展，尤其是後腿。放鬆並保持膝蓋的彈性會有助於消除肌肉緊張。吸氣手臂上舉，然後身體回正到預備位置，接著換邊重複相同動作。這個體位法適合課程中間需要專注於核心的時候做。

反姿勢：反向戰士式 (Viparita Virabhadrasana, p.70)。

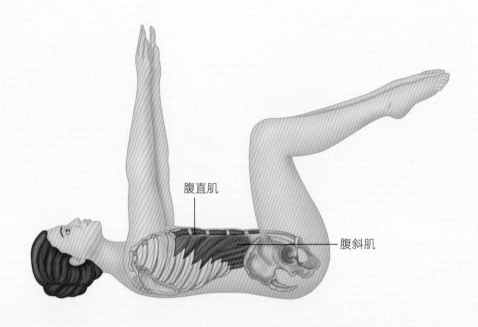

腹直肌

腹斜肌

另一個以腹直肌為重點的體位法就是排氣式。它和皮拉提斯裡的百式很類似。在下面的技巧裡會解釋兩者的差異。

apa 意指「遠離」; apana 意指「下行氣」,也就是第 2 章裡所提到的五個主要內行氣之一。

(梵文發音:ah-pa-NAHS-anna)

注意要點:呼吸、核心肌群和頸部力量,改善消化、消除。

動作與對齊:脊椎彎曲,肩胛帶保持穩定。髖部彎曲,膝蓋彎曲。膝蓋與髖部對齊成直線。

技巧:平躺於地面,膝蓋彎曲、小腿平舉,雙手抬起放在膝蓋上,吸氣,腿部向前伸展。吐氣,腹肌收縮,膝蓋朝鼻子方向移動,脊椎彎曲,雙腿收回到原本姿勢。重複 3 至 4 次。

有用小提示:利用腹直肌彎曲脊椎,運用胸鎖乳突肌彎曲頸部。脊椎和臀肌伸展。這個姿勢很適合課程的一開始做,有助於核心肌群的熱身,或是在課程結束時,在攤屍式之前做。

反姿勢:攤屍式 (Savasana, p.186)。

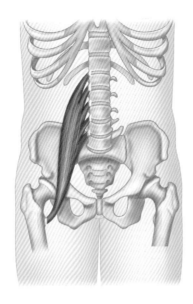

源於希臘文和拉丁文

希臘文的 psoa 意指「腰部的肌肉」。拉丁文的 major 意指「較大的」。

腰大肌和髂肌 (髂腰肌群) 因為其所在位置的關係，加上具有保護腹腔臟器的緩衝作用，所以被視為後腹壁的一部分。然而，因為它們也具有彎曲髖關節的作用 (腰大肌是兩者中作用力較弱的)，所以在第 8 章還會談到這兩塊肌肉。

以腰大肌單獨來看，因為它附著在腰椎骨上 (第 5 章會談到)，所以它也算是深層核心肌群。要注意的是，腰大肌有一些較表層的肌肉纖維可能會形成一條細肌腱，附著於髂恥隆起 (iliopubic eminence) 上，形成腰小肌，它的作用很小，而且約有 40% 的人缺少腰小肌。

若腰大肌雙側攣縮緊繃時，會增加腰椎前凸的程度，過度使用和很少使用這塊肌肉可能會導致其它姿勢上的問題或是造成疼痛，所以適度使用很重要！

起點

所有腰椎骨 (L1 - L5) 的橫突底部。第 12 胸椎骨體和所有的腰椎骨 (T12 - L5)。每個腰椎骨上方的椎間盤。

止點

股骨小轉子。

作用

髖關節的屈肌，與髂肌共同作用 (大腿彎曲和外轉，例如踢足球)。從止點開始作用，當軀體彎曲，從仰臥狀態坐起身時，腰大肌雖然屬於作用力弱的主動肌，但卻是腰椎和髖關節很有力的穩定肌。

支配神經

腰椎神經的腹支 (L1、L2、L3、L4；腰小肌受 L1、L2 支配)。

基本功能性動作

例如：上台階或是走斜坡路。

可能會造成腰大肌損傷的動作

過度使用：因為它是有力的穩定肌，同時也是能驅動腰椎和髖部活動的雙關節肌肉。

很少使用：久坐會導致腰大肌縮短和是萎縮。

會重度使用的體位法

任何站姿體位法，都會利用腰大肌做為穩定肌，來穩定腰椎和髖關節。

增強肌力：船式 (Navasana)。戰士一式、二式、三式 (Virabhadrasana I、II、III) 還有反向戰士式，該體位法的前腿著重在肌力，後腿著重在伸展，見 p.70 圖)。高弓步式 (Alanasana, 弓箭步的姿勢，需要運用到前腿的肌力)。

伸展肌肉：新月式 (Anjanyasana)、戰士式 (Virabhadrasana)、高弓步式 (Alanasana) 的後腿。

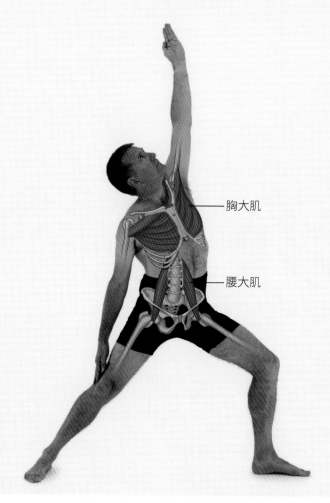

胸大肌

腰大肌

viparita 意指「相反的、反轉的」；virabhadra 是戰士的名字。

（梵文發音：vip-par-ee-tah veer-ah-bah-DRAHS-anna）

注意要點：呼吸、伸展、肌力、胸廓擴張、骨盆穩定, 循環。

動作與對齊：脊椎側向彎曲, 肩膀外展和內收, 肩胛帶保持穩定, 肘關節和腕關節伸展, 髖部彎曲/伸展/外展, 膝蓋彎曲和伸展。下半身的姿勢和對齊方式同戰士二式。

技巧：從戰士二式開始, 上半身後仰, 一支手臂向上舉高, 另一隻手臂置於身後。雙腿保持穩定, 雙腳均衡站立。若想增加挑戰性, 可以加大弓箭步的幅度, 讓身後的手臂往後纏繞, 加強肌肉拉緊的效果。當軀體向後伸展時, 將核心肌群和骨盆底上抬。

有用小提示：是戰士式和三角式很好的反姿勢, 這個體位法, 相較於上半身後仰, 採取上半身側彎的人會比較多。當身體伴隨著吸氣在擴展時, 呼吸力道要強, 吐氣時呼吸的強度要減弱。

反姿勢：站姿前彎式 (Uttanasana, p.101)。

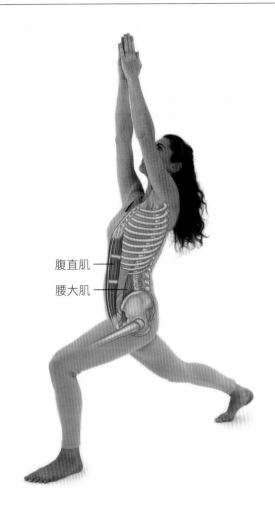

腹直肌
腰大肌

高弓步法是使用到本章所談的全部肌肉（還有髖關節和膝關節的主要肌肉），相當好的一個例子。這個體位法對於增強腰大肌的肌力（前腿）和伸展腰大肌（後腿）都很有效果，而腰大肌扮演了穩定腰椎的重要角色。

alana 代表「濕婆神的使者」的意思。

（梵文發音：al-ahn-AHS-anna）

注意要點：呼吸、肌力、伸展、支撐、運用核心肌群、平衡、能量、凝視（目光專注）。

動作與對齊：脊椎伸展，肩膀彎曲，肩胛帶保持穩定，髖部彎曲和伸展，膝蓋彎曲和伸展，緊縮核心肌群。前腿膝蓋位於腳踝正上方，骨盆擺正。

技巧：通常是在做拜日式時，在下犬式之前或之後做這個動作。一腿向後抬高（三腳犬式），然後將該腿往前帶，膝蓋彎曲，將該腳置於雙手之間，抬起上半身，雙手放在前腿，或是兩隻手臂向上高舉。

有用小提示：檢查前腿膝蓋是否對齊腳踝，藉由尾骨下沉，下腹部肌肉和骨盆底上抬，讓核心肌群緊縮。後腳跟向後推，將後腿膝蓋拉直，會讓後腿更有力量。眼神向前用力凝視有助於保持平衡。可以放瑜伽磚在兩隻腳的外側，同時讓後腿膝蓋置於地面，可以加強支撐和平衡。

反姿勢：下犬式（Adho Mukha Svanasana, p.89）。

5

深層核心肌群和骨盆底

做為身體宇宙中心的脊椎，透過薦骨與骨盆相連，構成人體重心之所在，也是核心肌群主要分布的地方。

淺層與深層核心肌群

淺層核心肌群是很多運動鍛鍊強調的重點，其大多是著重在位於身體正面的腹部肌群，包括四個腹部肌肉的其中三個－腹直肌、腹外斜肌和腹內斜肌。這些肌肉主要的作用是讓胸椎和腰椎可以彎曲和旋轉 (請見第 4 章)。

除了淺層之外，應該更深入鍛鍊深層的肌肉，以增強其對整個身體中心的支撐力和保護力。腰椎附近的肌肉群具有強化身體中心的平衡、力量和穩定性的作用。有五個藏在深層但是非常重要的肌肉，那就是橫膈肌 (較低的起點位於 L1－L3 腰椎骨，p.32)、腰大肌 (p.69)、腰方肌 (p.63)、橫棘肌群 (p.59，不含位於表層的半棘肌) 和腹橫肌 (p.35，也是第四個腹部肌肉)。

這些肌肉在前面有關呼吸和脊椎的章節裡都有介紹，因為它們位於這些區域並與這些區域的作用有關，所以把它們放在一起討論，有助於讀者了解其與下部脊椎和骨盆深層的關係，位於這些區域的肌肉被稱為深層核心肌群，其能維持腰椎和骨盆的穩定度，對於身體的身形和姿勢也有影響性。

會重度使用深層核心肌群的體位法

所有的體位法都可以運用深層核心肌群，搭配特定的提示 (參考附錄2的提示說明，p.187)，可以協助練習者完成動作。有一些姿勢會比其它姿勢更適合用來鍛鍊深層核心肌群。先從呼吸動作開始，會有助於練習者將注意力放在深層核心肌群上。而強調平衡和肌力的姿勢，會讓你更體認到這些隱藏於深層肌肉的重要性。

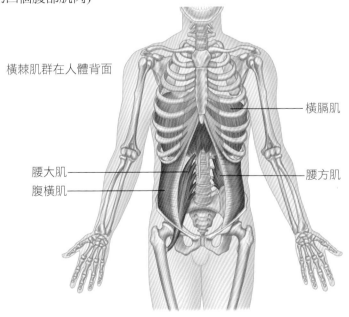

橫棘肌群在人體背面

橫膈肌

腰大肌

腹橫肌

腰方肌

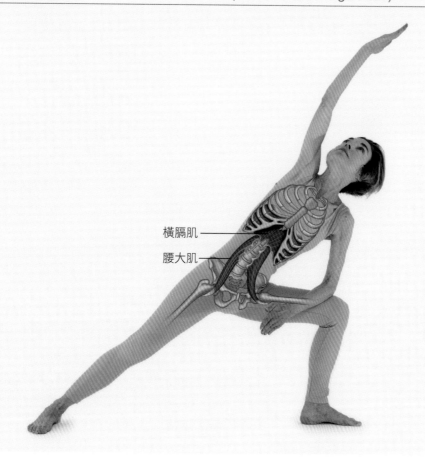

橫膈肌

腰大肌

utthita 意指「伸展」；parsva 意指「側邊」；kona 意指「角度」。

(梵文發音：oo-TE-tah parsh-vah-cone-AHS-anna)

注意要點：呼吸、肌力、伸展、胸廓和胸部擴張、運用核心肌群、平衡、專注於核心。

動作與對齊：脊椎伸展和側彎，肩膀外展和內收，肩胛帶上下旋轉，手肘彎曲，髖部彎曲和伸展，膝蓋彎曲和伸展。後腳最好能與上位手形成一直線。

技巧：先從戰士二式開始，然後將軀體彎向前腿上方，可用瑜伽磚支撐下位手，或是將前臂輕放在前大腿上，然後將上位手臂向上伸展或是靠在頭部旁邊。目光可以往下、往前或是往上看著舉高的手臂。這個姿勢通常都是接近課程中間，搭配戰士系列的體位法一起做。上圖所畫的是身體正面的深層核心肌群，但不包含腹橫肌。想像一下身體背面腰椎附近的深層核心肌群在此時是如何作用，扮演穩定肌的角色。

有用小提示：這個姿勢要將注意力平均放在兩腿上，將能量從足部和腿部一路往上帶至身體中心。這個姿勢非常需要核心肌群的參與，同時也需要後腳跟踩穩地面。頸部和肩膀要放鬆。

反姿勢：
反向戰士式 (Viparita Virabhadrasana, p.70)。

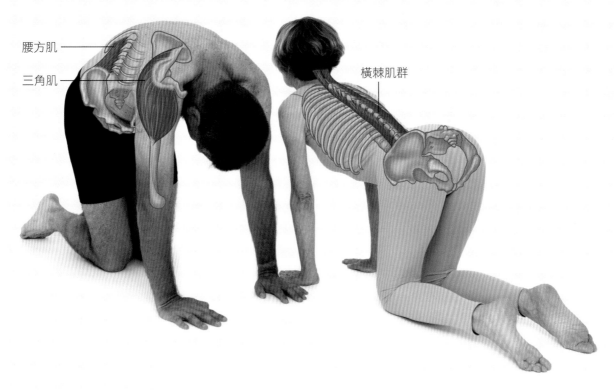

腰方肌

三角肌

橫棘肌群

骨盆底：身體與精神交匯之處

骨盆形狀像個盆子，是支撐並保持兩邊股骨（大腿骨）平衡的重要基石。它是由三塊骨頭所組成：薦骨和兩塊髖骨（在青春期時或之前，髂骨、坐骨和恥骨會融合成髖骨）。

骨盆所產生的動作或位置的移動，實際上是靠腰椎和髖關節來帶動骨盆活動，例如骨盆傾斜的動作，像貓牛伸展式便包含了骨盆前傾和後傾的動作，也有其它體位法會有類似的骨盆動作。

chakra 意指「輪子」；vaka 意指「鶴、神話裡的鳥」。

（梵文發音：chak-rah-vah-KAHS-anna）

（若以各別姿勢來看：bidalasana 代表貓式；bitilasana 代表牛式）

注意要點：呼吸、伸展、肌力、骨盆傾斜、平衡、動作連貫流暢、脊椎保持彈性、核心肌群、脈輪。

動作與對齊：脊椎彎曲（貓式）、脊椎極度伸展（牛式），肩膀彎曲，肩胛帶外展和內收，肘關節和腕關節伸展，手臂和腿部支撐。雙手位於肩膀正下方，膝蓋位於髖部正下方。

技巧：先從桌式開始，以雙手與雙膝支撐趴在地上，脊椎位於中立位，保持其自然的曲度，吸氣時脊椎往前凸，腹部

下沉，尾骨和頭部上抬（牛背／狗式傾斜）。吐氣時尾骨下沉，背部向上拱起脊椎後凸；頭部垂下，肩胛骨拉開。要留心軀體前面與後面是如何活動和變換姿勢。

有用小提示：利用尾骨帶動所有的動作，順著脊椎往上形成流暢的動作。太陽鳥是跟平衡有關的姿勢：從桌式開始，一隻手臂向前伸，同時對側的大腿往後伸。緊縮核心肌群能加強平衡。這個姿勢很適合用來舒緩背痛。如果手臂無法支撐身體保持平衡，雙手可以放在椅子上。放一張毯子在膝蓋下面也會有幫助。這個姿勢在課程中的任何時候都可以做，對於脊椎和核心肌群的熱身特別有助益。

反姿勢：嬰兒式（Balasana, p.146）。

軀幹底部的骨盆底，對瑜伽而言，是很特別而且非常重要的區域。其肌肉層和組成結構有很多值得探討研究之處，因為它們能夠強化呼吸、姿勢、平衡和生命力。

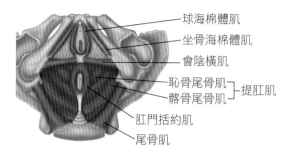

- 球海棉體肌
- 坐骨海棉體肌
- 會陰橫肌
- 恥骨尾骨肌 ⎱ 提肛肌
- 髂骨尾骨肌 ⎰
- 肛門括約肌
- 尾骨肌

這裡存在著另一個橫膈膜 (又稱橫膈肌)，也就是骨盆膈膜，其包含了幾個肌肉層和筋膜，以及薦神經叢。在呼吸時，骨盆膈膜會與第三個膈膜，也就是位於喉嚨的聲帶膈膜協調運作。毋庸置疑，骨盆區域是很受瑜伽修習者關注的重點區，因為此處對肌肉支撐和呼吸而言非常重要，而且充滿敏感的神經末梢。

做瑜伽時，我們會 "上提" 骨盆底，想像一下把骨盆的底部往上拉的感覺，應該就可明白。無論是坐著、跪著、站著或甚至是倒立時，這個動作能幫助我們緊縮正確的肌肉，能加強支撐、平衡，以及很小但卻很重要的肌肉的肌力，包括提肛肌和尾骨肌，還有其它緊縮時能強化骨盆底的肌肉。這個動作也會運用到下腹壁，還有腰大肌 (扮演穩定肌的角色)。另外，也可以借助髖內收肌群來協助上提骨盆底。

會陰位於大腿內側介於尿道和肛門之間，骨盆膈膜形成它的屋頂。這塊區域呈菱形，藉由一條介於坐骨之間的假想線，可將之劃分成上下兩個三角形，分別是泌尿生殖三角和肛門三角。括約肌 (肛門和尿道) 位於此處 (括約肌是環形肌肉，能控制經過該處之物質的流動)。第一鎖印要緊縮的地方就是指這裡，其目的是要將微妙能量往上提，引導至較高的位置。

在練習或是教授瑜伽時，緊縮骨盆底和啟動鎖印必須有所區分。在利用骨盆底去支撐維持姿勢時，是有意識地控制肌肉微微收縮，讓骨盆底往上提。要啟動鎖印，則要控制呼吸，還要維持肌肉收縮的狀態，其最終目的是要脫離外在感官，同時透過脊椎由下往上釋放能量。

瑜伽哲學：鎖印、能量脈、脈輪和瑜伽八肢

鎖印 (Bandhas)

各瑜伽系統裡會運用到的鎖印主要有四個：根鎖 (會陰和肛門)、臍鎖 (腹部)、喉鎖 (喉嚨)、舌鎖 (舌頭和上顎)。昆達里尼瑜伽 (Kundalini Yoga) 裡的呼吸技巧是很好的例子，經過適當的提示，其呼吸時會運用到全部的四個鎖印。這裡會談到根鎖和臍鎖，因為跟骨盆區域有關。

根鎖是跟骨盆底有關的鎖印，尤其是會陰和肛門的地方。藉由集中注意力在這個區域，同時收縮這個區域 (四個鎖印都會出現類似的動作) 去刺激神經肌肉接合處。這是有意識的主動行為，你可以感覺到體內有一股能量存在，並藉由肌肉持續收縮去引導能量脈衝沿著脊椎往上流動。

臍鎖的梵文是「往上飛升」的意思。下腹部和中腹部、橫膈膜和肋骨是其著重的區域，當腹部肌肉往內收時，橫膈膜會往上移動。骨盆底肌會與根鎖和臍鎖兩者產生相互作用。其最重要的目的在於保持肌肉收縮狀態，將意念集中在能量的感知並推動能量往上，而不是去思考哪些肌肉被啟動運用到。

鎖印已成為持續修習瑜伽和呼吸法的一部分。其目的是達到更高層次的靈性之路，脈輪和能量脈是很重要的。內在知覺變得比外在知覺重要，透過更深入的冥想，有機會可以進入開悟，也就是所謂的三摩地的境界。

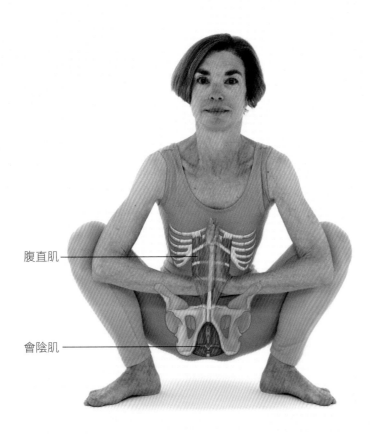

腹直肌

會陰肌

upa 意指「朝向、往下」；mala 意指「花圈」。

(梵文發音：oo-pah-veh-SAHS-anna; ma-LAHS-anna)

注意要點： 呼吸、伸展、釋放、刺激、器官和新陳代謝、鎖印的運用、專注於核心、開胯。

動作與對齊： 脊椎伸展，肩胛帶保持穩定，肘關節伸展。腕關節和手部伸展，髖部彎曲和向外旋轉，膝蓋彎曲，腳踝背曲。雙腳打開超過肩膀的寬度，腳趾頭向外，雙手合十呈祈禱狀 (合十印)。

技巧： 先採站立姿勢，雙腳打開，間隔至少一隻腳的距離，雙手合十呈祈禱狀或是置於髖部。身體慢慢往下降，髖部和膝蓋彎曲，

但脊椎要盡量保持直立。這是一個蹲著的姿勢，腳跟往上或往下。可利用手肘去推壓膝蓋，加強伸展。

有用小提示： 這是對有下背健康很有幫助的姿勢，讓下背隨著地心引力放鬆。可以坐在瑜伽磚上，以減輕對髖部、膝蓋和腳踝的衝擊力。腳跟後面的跟腱比較短的人，腳跟可能需要保持離地的狀態。這個姿勢可以創造強力鎖印，也是從站姿轉換成坐姿很好的一個過渡姿勢，在課程當中任何時間都可以做這個姿勢。

反姿勢： 攤屍式 (Savasana, p.186)。

能量脈 (Nadis)

能量脈 (亦有人稱經脈) 是能量和行動的通道，能藉由「拙火」(Kundalini) 覺醒來啟動能量脈。「昆達里尼瑜伽 (Kundalini Yoga) 是結合有限和無限的科學，它是在有限之中體驗無限的藝術」(引述自昆達里尼瑜伽美國創始人 Yogi Bhajan，1988 年 10 月 27 日)。能量脈亦被運用於東方醫學裡，像是針灸和經絡。能量脈在被稱為「脈輪」的微妙能量點上交會。瑜伽和呼吸是淨化這些通道的一種手段。

中脈 (sushumna) 是三個最重要的能量脈之一，它是生命力流動經過的中央通道 (nadi 意指河流)。被稱為普拉那能量 (pranic energy) 的生命能量，沿著中脈往上流動的感覺有點類似緊縮鎖印時的感覺。其它兩個重要的能量脈是左脈 (ida) 和右脈 (pingala)，是沿著脊椎的左右兩個通道。

脈輪 (Chakras)
脈輪系統：宇宙自我

脈輪 (原始的拼法是 cakras) 源自於古老的傳統，這個字誕生於數千年前的印度，當時印度被印歐民族 (雅利安人) 所侵略統治，也就是所謂的吠陀時代 (Vedic period)，這個時期整個印度與外來文化交流融合，持續了數個世紀。脈輪象徵著光環的意思，亦隱含著「帶來一個新時代」的歷史意義。脈輪這個字在古老的印度教聖典「吠陀經」裡亦被提起過。

脈輪自古以來便充滿了神秘色彩，其在梵文裡代表「輪子」的意思，也有人認為其隱喻著太陽，所以象徵著天體的平衡。早在西元前 200 年，帕坦伽利瑜伽經裡就提到脈輪是意識的心靈中心。在西元七世紀時，透過密宗傳承，脈輪被視為是能量中心的觀念，已成為瑜伽哲學裡很重要的一部分，其強調的重點之一就是宇宙各種能量的融合，而瑜伽也開始變成個人與宇宙連結的途徑。

主要的脈輪有七個 (其餘次要脈輪位於四肢)，共同運作形成完整的系統，七個脈輪沿著脊椎分布，有時也會被稱為「潛藏於身體深處的內在器官」。脈輪與能量脈 (脊椎的能量通道) 還有內分泌系統與神經叢交會。這些脈輪也被稱為「精神能量中樞」，它們與土、水、火、空氣還有乙太 (ether) 五大自然元素連結，而這些元素的特性會影響到人的身心特質。脈輪被認為能夠接收、消化、分配和傳遞生命能量，因此又被稱為「覺醒的七根」。

七個主要的脈輪包括其梵文名稱，列示如下。這些神聖古老的梵文是為了達到開悟境界而設計出來的，脈輪也是如此。脈輪所蘊含的意義和效果遠遠超過本書所描述到的—有關能量流和能量場，其他專家有更詳盡深入的解說和描述，像是 Barbar Brennan 和 Cyndi Dale。Swami Rama 所寫的《Yoga and Psychotherapy》(瑜伽和心理療法)」也很具參考價值，被視為是脈輪的權威著作。

1. 海底輪 (Root Chakra, 梵文名：Muladhara)

基礎：原始需求；根本；連結；安全感。
顏色：紅色；行星：土星；元素：土；
感官：嗅覺。
位置：肛門上方、脊椎基部和骨盆底。
掌管雙足、雙腿、大腸和會陰。
動物：大象；代表的音根：lam
拙火能量潛伏盤據於此處，神聖女性的力量

2. 臍輪 (Sacral Chakra, 梵文名：Svadhisthana)

子宮：情感／性慾的流動；甜味；愉悅；
創造力。
顏色：橙色；行星：冥王星／月亮；
元素：水；感官：味覺。
位置：下部脊椎的前側、骨盆、薦骨。
掌管生殖力、下背部和髖部、膀胱、腎臟、
卵巢、睪丸。
動物：鱷魚；代表的音根：vam。
個人特質的擴張。

3. 太陽輪 (Solar Plexus Chakra, 梵文名：Manipura)

腸道的感覺、呼吸；戰士 (勇氣)；
璀璨的寶石；個人的力量
顏色：黃色；行星：太陽／火星；元素：火；
感官：視覺。
位置：太陽神經叢，將橫膈膜、腰肌以及環繞在肚臍周圍的器官連結在一起。
掌管消化、新陳代謝、情緒和生活常態、
胰腺、腎上腺。
動物：公羊；代表的音根：ram。
影響免疫、神經和肌肉系統。

4. 心輪 (Heart Chakra, 梵文名：Anahata)

神聖的悅納; 愛; 關係; 熱情; 生命的喜悅。
顏色：綠色／粉紅色; 行星：金星; 元素：
空氣; 感官：皮膚觸覺。
位置：上胸部、心臟、肺部。
掌管上背部、精神能力、某些情緒、
對生命的開放態度、胸腺。
動物：羚羊; 代表的音根：yam。
吸納宇宙的脈動。

5. 喉輪 (Throat Chakra, 梵文名：Vishuddha)

溝通; 自我表達; 和諧; 共鳴; 恩典; 夢想。
顏色：天空藍; 行星：水星／木星;
元素：空元素 (space); 感官：聽覺。
位置：喉嚨、頸部、耳朵、嘴巴。
掌管聽力、聲音的力度、吸收同化、甲狀腺、
副甲狀腺。
動物：白色大象; 代表的音根：ham。
向世界傳達內心真實感受, 從生理層次提升到
心靈層次。

6. 眉心輪 (Brow Chakra, 梵文名：Ajna)

第三隻眼; 直覺; 專注力; 良知; 奉獻; 中立
顏色：靛藍／紫色; 行星：海王星; 元素：光;
感官：心智。
位置：眉心。
掌管創造力、想像力、理解力、理性的夢想、
松果體。
動物：黑羚羊; 代表的音根：om
提供看見萬事萬物神聖之處的機會。

7. 頂輪 (Crown Chakra, 梵文名：Sahasrara)

純粹的知覺; 靈性; 真正的智慧; 整合; 極樂。
顏色：白色, 或是紫羅蘭色／金色;
行星：天王星／計都 (Ketu); 超脫元素的境界。
位置：頭頂、大腦皮質。
掌管身體和心智的所有功能以及其它脈輪,
還有腦下垂體。
象徵符號：千瓣蓮花 (空無)。
拙火能量 (夏克提 (Shakti)) 和男性能量
(濕婆 (Shiva)) 相結合, 能夠超越自我限制,
悟透萬物本質。

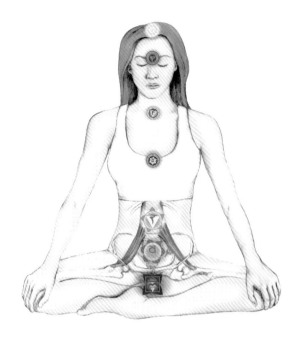

瑜珈八肢

瑜伽八肢的觀念是在約 2500 年前, 由帕坦
伽利大師所提出, 做為瑜伽修習者的生活指
南。

1. 持戒 (Yamas)：克制。
2. 內制 (Niyamas)：恪守自律。
3. 體位法 (Asanas)：姿勢。
4. 呼吸法 (Pranayama)：調節控制呼吸。
5. 攝心 (Pratyahara)：從外在轉向於內
   在。
6. 凝念 (Dharana)：專注。
7. 入定 (Dhyana)：冥想。
8. 三摩地 (Samadhi)：進入極樂境界。

本書主要著重在第 3 肢的體位法和第 4 肢
的呼吸法, 去發展身體的平衡性, 並學習透
過意識控制呼吸。

學習瑜伽有很多種方法。從瑜伽墊上開始練
習, 向不同的老師學習技巧。當你不斷地鑽
研瑜伽的本質, 將瑜伽融入日常生活當中,
你將會逐漸發掘出瑜伽哲學的完整教義。

萬事萬物皆彼此相連。

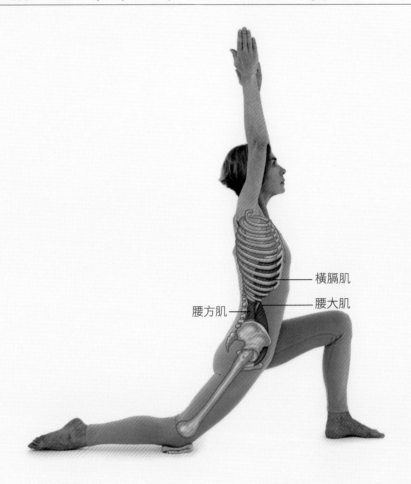

橫膈肌

腰大肌

腰方肌

anjani 代表「哈奴曼之母 (mother of Hanuma)」。

(梵文發音：ahn-jan-ee-AHS-anna)

注意要點：呼吸、伸展、肌力、開胸和開膀、運用核心肌群、平衡、鎖印、凝視（目光專注）。

動作與對齊：脊椎伸展、肩膀彎曲、肩胛帶向上旋轉、髖部彎曲和伸展、膝蓋彎曲，後腳蹠曲。後腳伸展。前腿膝蓋向前彎曲超過腳踝，骨盆保持水平。

技巧：先從站姿前彎式開始，雙手放在腳邊或是瑜伽磚上，一隻腳往後踩形成低弓箭式，後腿膝蓋彎曲置於地面。可以放一條毯子在膝蓋下面。伸展後腳。兩隻手臂伸直向上，從髖部到手部形成一個新月的形狀（稍微後仰）。目光向前或向上看著雙手。拜日式裡便包含了這個姿勢，做為暖身的動作。

有用小提示：骨盆底上提並緊縮核心肌群有助於保持這個姿勢的平衡。尾骨下沉，同時肩膀和肩胛骨下壓。可以的話，將骨盆往前推，讓後大腿的前側可以有更多的伸展。若有肩膀方面的問題，可把手放在前大腿上或是薦骨上。

反姿勢：

下犬式 (Adho Mukha Svanasana, p.89)。

6 肩膀和上臂的肌肉

肩膀與上臂是個複雜的區域，我依關節劃分成以下的區域：

- 肩胛帶－胸鎖關節
- 肩關節－盂肱關節
- 肘關節－肱尺關節

每個關節都有其特別的功能，有些肌肉會有多個附著點，跨越兩個或是兩個以上不同的關節，這類肌肉被稱為「多關節肌」。因為其能驅動多個關節產生活動。

肩膀的結構能允許大幅度範圍的活動，附予手臂與手部相當大的靈活性和自由度。肩膀區域的活動受到胸部、背部和上臂肌肉所控制。臂神經叢經過這個區域，然後往下延伸至手臂，整隻手臂有很多肌肉都由臂神經叢所支配控制。

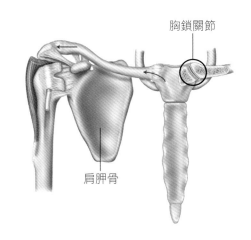

胸鎖關節

肩胛骨

肩胛帶

結構

肩胛帶這個區域能輔助肩關節的動作，讓手臂活動更具靈活性，活動範圍更大，肩胛帶由肩胛骨、鎖骨、胸骨這三塊骨頭所構成。肩胛帶的活動大多是由胸鎖關節驅動，胸鎖關節又進而牽動鎖骨。這個關節是中軸骨 (axial skeleton) 與軀幹之間唯一的連接點。另外還有一些比較小型的關節包括肩胛胸廓關節 (scapulothoracic joint)、肩鎖關節 (acromioclavicular joint)、喙鎖關節 (coracoclavicular joint)，屬於活動量較少的地方。

動作

肩胛帶關節所涉及的活動類型有 6 至 8 種，視所參考的書籍而異。就本書而言，是將所有的活動都列出來，因為它們是很多瑜伽姿勢會涉及到的主要動作。這些動作包括上提、下壓、外展 (前突)、內收 (後縮)，向上旋轉、向下旋轉、前傾和後傾。

這些動作說明了肩胛骨在空間中的移動方式：上提代表肩胛骨往上移動；下壓代表往下移動；外展代表遠離脊椎；內收代表往脊椎靠近；向上旋轉動作的完成需要肩胛骨上角向外並往上移動；向下旋轉則是從向上旋轉完成的位置回到原來的位置；手臂在背後伸展時最能看出肩胛骨前傾的動作；後傾的動作則是在做後仰彎弓動作時會發生，肩胛骨會往後方傾斜。第 1 章裡有這些動作的其中幾個圖示。

幾乎所有的瑜伽體位法都會涉及肩胛帶的活動。即使是山式和靜坐冥想，也會提醒要將肩胛骨往下內收進背部，這個小動作結合了內收、向下旋轉和下壓。

肌肉

有 6 塊肌肉會驅動肩胛帶的活動，其包括了胸小肌、前鋸肌、鎖骨下肌、提肩胛肌、菱狀肌和斜方肌。這 6 塊肌肉都位於胸部 (身體前方) 或是上背部 (身體後方)。其中的提肩胛肌和上斜方肌，還涉及了頸椎的活動。每塊肌肉都各有其功能，尤其是斜方肌，因為其不同部位能產生相反的動作，在肌肉當中是很少見的。

提肩胛肌 LEVATOR SCAPULAE

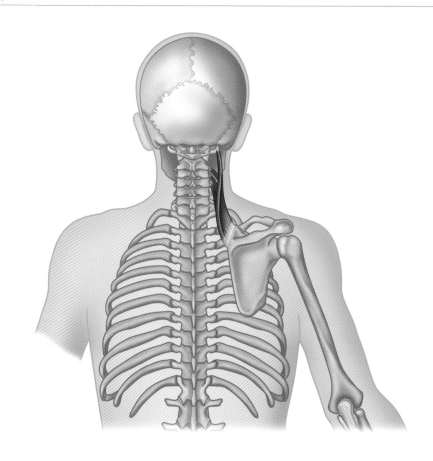

源於拉丁文

levare 意指「舉起」；scapulae 意指「肩胛骨的」。

提肩胛肌位於斜方肌和胸鎖乳突肌的深處。它能讓肩胛骨上提，因而得其名。

起點

前 3 節或前 4 節頸椎骨 (C1－C4) 橫突後結節。

止點

肩胛骨的內緣，介於上角和肩胛脊之間。

作用

可以提起肩胛骨，協助肩胛骨向後縮回，協助頸部側彎。

支配神經

背肩胛神經 C4、C5 和頸神經 C3、C4。

基本功能性動作

例如：提重物或背背包，聳肩的動作。

可能會造成提肩胛肌損傷的動作

突然的頸部動作，例如猛力扭轉。這塊肌肉連同上方的斜方肌會經常因為壓力造成緊繃，因此需要伸展。

會重度使用提肩胛肌的體位法 (附註)

增強肌力： 鱷魚式 (Makarasana)、頸部側彎、聳肩。

伸展肌肉： 頸部側彎、肩膀轉圈。

附註：任何需要手臂上舉的體位法，必須靠著肩胛帶往上抬，帶動手臂由下往上垂直舉高，而其反向的動作也是要靠提肩胛肌，將肩膀從靠近耳朵的位置往下帶回至原來的位置。

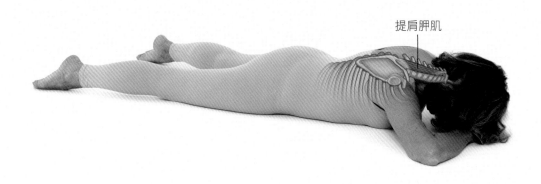

提肩胛肌

makara 代表「海洋生物」的意思。

(梵文發音：mak-ah-RAHS-ana)

注意要點：呼吸、伸展、擴張、放鬆、釋放。

動作和對齊：肩膀外展，肩胛帶上抬，肘關節彎曲，髖部向外旋轉，膝蓋伸展，腳踝蹠曲。脊椎保持中立位。

技巧：腹部貼地俯臥（趴臥姿勢）。兩隻手臂往前抬，一隻手疊在另一隻手上面。把額頭靠在雙手上面。身體伸展打直，雙腳打開與瑜伽墊同寬，腿部往外旋轉。利用呼吸提高身體溫度。做這個姿勢時可以緊縮核心肌群，或甚至是運用到鎖印。

有用小提示：這個姿勢適合在課程一開始時做，或是當做眼鏡蛇式和蝗蟲式的熱身動作。要留意呼吸動作以及身體藉由地板的支撐，在吸氣和吐氣時會有什麼樣的反應。若腳覺得不適，腿部可向內旋轉。如果腹部貼地不舒服，可以翻身變成背貼地。可以將毯子捲起來，放在胸部和肩膀下面當做支撐。記得要保持頸部伸展，不是抬起來。

反姿勢：桌式到嬰兒式（Balasana, p.146）。

斜方肌 TRAPEZIUS

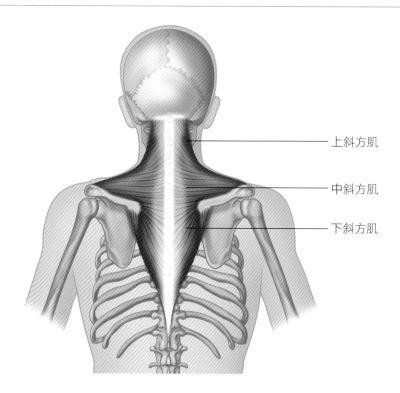

上斜方肌

中斜方肌

下斜方肌

源於希臘文

trapezoeides 代表「桌形的」的意思。

左右的斜方肌合併整個來看，形成一個梯形，因此得其名。

起點

枕骨上項線內側三分之一。枕外隆突。項韌帶。第七節頸椎 (C7) 棘突和棘上韌帶和所有胸椎骨 (T1－T12)。

止點

鎖骨外側三分之一的後緣。肩峰內緣。肩胛棘頂部的上緣和頂部上的結節。

作用

上部肌肉纖維：將肩胛帶往上拉 (上舉)。當肩膀或手部承受重量時，協助防止肩胛帶的下壓。

中間肌肉纖維：使肩胛骨後縮 (內收)。

下部肌肉纖維：使肩胛帶下壓，特別是在對拉阻力時，例如藉助雙手從一張椅子上站起來。

上部和下部肌肉纖維共同作用：旋轉肩胛骨，例如兩隻手臂高舉過頭的動作。

支配神經

運動神經：副神經 (第 11 對腦神經)。

感覺神經（本體感受）：頸椎神經的腹支，C2、C3、C4。

基本功能性動作

後縮 (內收)。

上部和下部肌肉纖維共同作用的例子：刷天花板的油漆 (向上旋轉)。

可能會造成斜方肌損傷的動作

摔倒 (為減緩摔倒的衝擊力，兩隻手臂伸出去撐地)。

會重度使用提肩胛肌的體位法

所有涉及到肩胛骨活動或是保持穩定的體位法。

增強肌力：蝗蟲式 (Salabhasana)、下犬式 (Adho Mukha Svanasana)、上犬式 (Urdhva Mukha Svanasana)、棒式 (Plank)、眼鏡蛇式 (Bhujangasana)、弓式 (Dhanurasana)、向牛面上弓式 (Urdhva Dhanurasana)。

伸展肌肉：鷹式 (Garudasana)、嬰兒式 (Balasana, 手臂置於身體兩側)、頭碰膝式 (Janu Sirsasana)。

小菱形肌 RHOMBOIDEUS MINOR

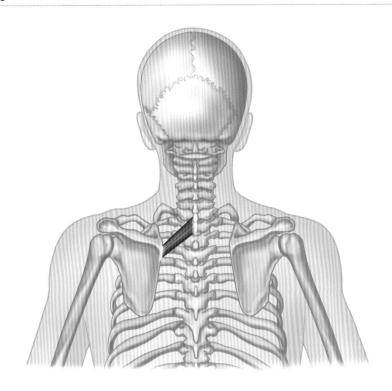

源於希臘文和拉丁文

rhomboeides 在希臘文裡代表「對邊和對角相等的平行四邊形」的意思。minor 在拉丁文裡意指「較小的」。

這塊肌肉因為其形狀而得其名。

起點

第七節頸椎骨和第一節胸椎骨的棘突和棘上韌帶。項韌帶下部。

止點

肩胛棘上方之肩胛骨內側緣。

作用

後縮（內收）和穩定肩胛骨。稍微上提肩胛骨內側緣，產生向下旋轉的動作（會讓肩胛骨外側角下壓）。稍微輔助手臂的外側範圍內收（例如讓手臂從高舉過頭的位置，回到與肩膀同高的位置）。

支配神經

肩胛背神經，C4、C5。

基本功能性動作

將某個物品往你的方向拉，例如打開抽屜。

會重度使用小菱形肌的體位法

所有涉及肩胛骨活動或是穩定的體位法

增強肌力：蝗蟲式（Salabhasana）、上犬式（Urdhva Mukha Svanasana）、四肢支撐式（Chaturanga Dandasana）、眼鏡蛇式（Bhujangasana）、弓式（Dhanurasana）、上弓式（Urdhva Dhanurasana）、戰士一式、二式、三式（Virabhadrasana I、II、III）。

伸展肌肉：椅子式（Utkatasana，兩隻手臂上舉）、嬰兒式（Balasana）、鷹式（Garudasana）。

大菱形肌 RHOMBOIDEUS MAJOR

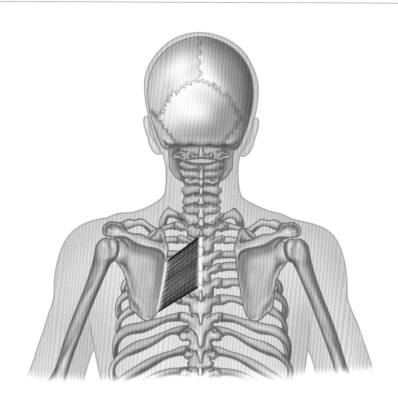

源於希臘文和拉丁文

rhomboeides 在希臘文裡代表「對邊和對角相等的平行四邊形」。major 在拉丁文裡意指「較大的」。

大菱形肌的走向與小菱形肌平行，且與小菱形肌相接。這塊肌肉因為其形狀而得其名

起點

第二節到第五節胸椎骨 (T2－T5) 的棘突和棘上韌帶。

止點

肩胛骨內側緣，介於肩胛棘和下角之間。

作用

後縮 (內收) 和穩定肩胛骨。稍微上提肩胛骨內側緣，產生向下旋轉的動作 (會讓肩胛骨外側角下壓)。稍微輔助手臂的外側範圍內收 (例如讓手臂從高舉過頭的位置，回到與肩膀同高的位置)。

支配神經

肩胛背神經，C4、C5。

基本功能性動作

將某個物品往你的方向拉，例如打開抽屜。菱形肌彼此共同作用，也就是說大菱形肌和小菱形肌所負責的是相同的動作。菱形肌也會與斜方肌一起作用產生內收動作。

可能會造成大菱形肌損傷的動作

摔倒 (為減緩摔倒的衝擊力，兩隻手臂伸出去撐地)。

會重度使用大菱形肌的體位法

所有涉及肩胛骨活動或是穩定的體位法

增強肌力：蝗蟲式 (Salabhasana)、上犬式 (Urdhva Mukha Svanasana)、四肢支撐式 (Chaturanga Dandasana)、眼鏡蛇式 (Bhujangasana)、弓式 (Dhanurasana)、上弓式 (Urdhva Dhanurasana)、戰士一式、二式、三式 (Virabhadrasana I、II、III)。

伸展肌肉：椅子式 (Utkatasana, 兩隻手臂上舉)、嬰兒式 (Balasana)、鷹式 (Garudasana)。

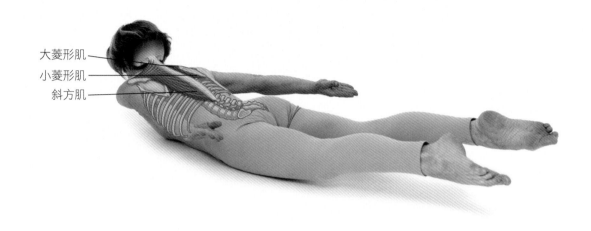

大菱形肌
小菱形肌
斜方肌

salabha 代表「蝗蟲、蚱蜢」的意思。

(梵文發音：sha-lab-AHS-anna)

注意要點：呼吸、胸部上抬、肺部擴張、肌力、伸展、刺激核心、力量。

動作與對齊：脊椎極度伸展，肩膀伸展和向外旋轉，肩胛帶後縮，肘關節和腕關節伸展。橈尺關節旋後，髖部和膝蓋伸展，腳踝蹠曲，緊縮核心肌群和腿部肌肉。頭部與脊椎成一直線。

技巧：俯臥腹部貼地，兩隻手臂沿著身體兩側伸展，手掌心朝上，額頭貼地。將軀體、兩隻手臂、頭部往上抬離地面，髖骨貼地。雙腿伸直上抬時要緊縮核心肌群以保護下背。

在不傷害頸脊的前提下，視線朝向前方。脊椎伸肌必須收縮讓上半身抬起，同時肩胛骨要往脊椎方向靠近，才能達到最佳效果。在維持這個姿勢時要配合深呼吸。

有用小提示：可以先做眼鏡式做為熱身，做的時候雙手可以離地，以確保是脊椎伸肌的收縮在支撐上半身，準備動作做好之後，就可以做完整的蝗蟲式，其屬於背部後仰的姿勢，在做更多進階體位法之前，可先做這個動作做為熱身。腰椎不適的人，可以將雙腳打開，能更有效地緊縮核心肌群。也可以視情況在髖骨下面墊一條毯子。

反姿勢：嬰兒式 (Balasana, p.146)。

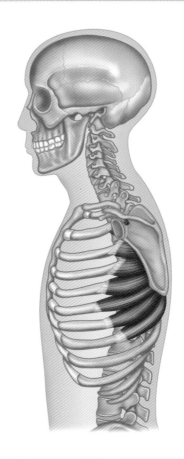

源於拉丁文

serratus 意指「鋸齒狀的」；anterior 意指「位於前方」。

前鋸肌沿著上五對肋骨，形成腋窩內側壁。它是由一系列如手指狀肌肉所組成的大肌肉。位於較下方的肌肉與腹外斜肌的起點相互交錯。

起點

上八對或九對肋骨的外表面和上緣，以及覆蓋於這些肋骨之肋間隙的筋膜。

止點

肩胛骨內側緣的前表面（肋表面）和肩胛骨下角。

作用

旋轉肩胛骨產生外展如手臂彎曲的動作。使肩胛骨前伸（牽拉肩胛骨向前緊貼胸壁）。協助前推運動的進行，例如伏地挺身或出拳攻擊的動作。

支配神經

長胸神經, C5、C6、C7、C8。

基本功能性動作

伸手拿取幾乎快超出可及範圍之外的物品。

可能會造成前鋸肌損傷的動作

長胸神經損傷會造成肩胛內側緣從後胸壁脫離，導致「翼狀肩胛（Winged Scapula）」的現象（外觀如同天使的翅膀）。前鋸肌無力也會導致翼狀肩胛，尤其是當身體前面拿著重物時，更為明顯。

會重度使用提前鋸肌的體位法

所有涉及需要肩胛骨保持穩定的體位法。

增強肌力：下犬式（Adho Mukha Svanasana）、四肢支撐式（Chaturanga Dandasana, 將身體抬離地面時）、鷹式（Garudasana）、三角式（Trikonasana）。

伸展肌肉：雙手在身體後方緊握的動作。

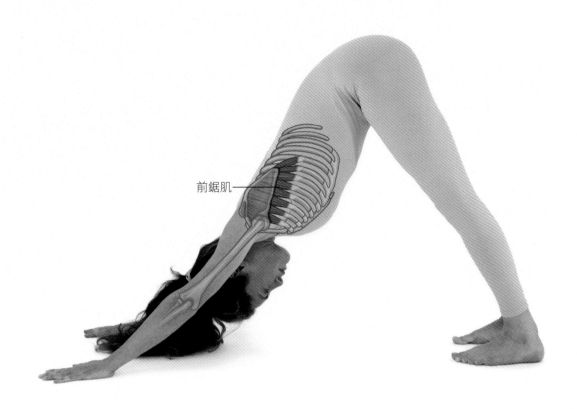

前鋸肌——

adho 意指「向下」；mukha 意思「臉」；svana 指「犬」。

(梵文發音：ah-doh moo-kah svah-NAHS-anna)

注意要點：呼吸、肌力、伸展、平心靜氣、注入能量，對整個身體具有療癒效果。

動作與對齊：脊椎伸展，肩膀彎曲和向外旋轉、肩胛帶保持穩定和向上旋轉、肘關節和腕關節伸展、髖部和膝蓋伸展、腳踝背曲。身體形成倒「V」的姿勢。

技巧：先從桌式開始 (雙手和雙膝觸地)，腳趾頭彎曲向下置於地面。緊縮核心肌群將膝蓋和尾骨上抬，將身體重量轉移至腿部。兩支手臂支撐於地面，頭部置於兩手臂之間。腳跟向地面壓，胸廓放鬆。

有用小提示：這個姿勢會強力伸展大腿後側的腿後肌。膝蓋放鬆可以舒緩腿後肌 (第 8 章) 緊繃的壓力。肩膀向外和向下移動可以提升支撐力，讓手臂更省力。這個姿勢要維持至少三個完整的呼吸，並且放鬆。從這個姿勢裡可以發現螺旋轉 (spiraling) 的概念—從拇指到手肘外側和肩膀；從大腳趾到膝蓋外側和髖部。下犬式是許多體位法很好的反姿勢，並且也是拜日式一系列動作裡的一個休息姿勢。

反姿勢：嬰兒式 (Balasana, p.146)。

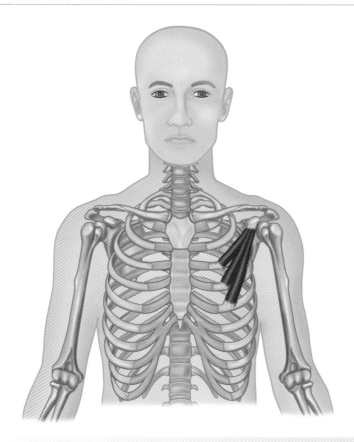

源於拉丁文

pectoralis 意指「與胸部有關」；minor 意指「較小的」。

胸小肌是一塊平坦的三角形肌肉，它深藏於胸大肌的後方。其與胸大肌形成腋窩前壁。

起點

第三、第四、第五對肋骨的外表面和相對應之肋間隙的筋膜。

止點

肩胛骨喙突。

作用

將肩胛骨向前拉和向下拉。在用力呼吸時將肋骨上抬 (它是呼吸輔助肌，菱形肌和斜方肌則負責穩定肩胛骨)。

支配神經

內胸神經以及來自外胸神經交通支的神經纖維，C6、C7、C8、T1。

基本功能性動作

手撐椅子扶手站起來。做瑜伽時，把手伸到背後，雙手交握，然後往上舉的動作。與前鋸肌協同產生外展動作。

可能會造成胸小肌損傷的動作

手伸到背後的速度過快。手臂持續性地在身體前方活動，例如打電腦，會讓胸小肌經常處於緊繃狀態。因為胸小肌牽涉到前傾和外展兩個不同的動作，所以會讓人搞不清楚它何時在用力，何時在伸展。最重要的是，胸小肌需要伸展。

會重度使用胸小肌的體位法

增強肌力：反向桌式、高棒式 (High Chaturanga)、四肢支撐式 (Chaturanga Dandasana)、反向棒式 (Purvottanasana)、牛面式 (Gomukasana)。任何涉及將手臂伸到身體背面，同時肩關節伸展，肩胛骨前傾的體位法。

伸展肌肉：雙手在身體背後緊握。牛面式 (Gomukasana)。

鎖骨下肌 SUBCLAVIUS

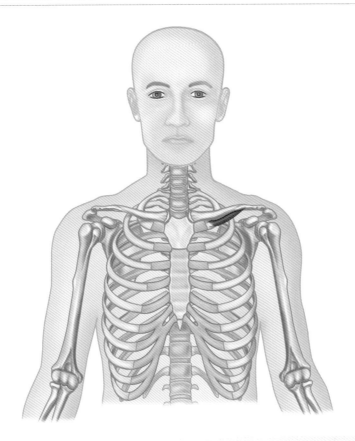

源於拉丁文

sub 意指「位於下方」；clavis 意指「鑰匙」。

這塊肌肉隱藏於鎖骨和胸大肌後面。

起點

第一肋骨和第一肋軟骨的交界處。

止點

鎖骨下表面的鎖骨下溝。

作用

使鎖骨下壓並將其往胸骨方向拉，讓鎖骨在肩胛帶活動中保持穩定。

支配神經

鎖骨下神經, C5、C6。

可能會造成鎖骨下肌損傷的動作

鎖骨區域遭受突如其來的衝擊。肩關節不穩定。

會重度使用鎖骨下肌的體位法

所有需要穩定鎖骨的體位法，尤其是需要靠手臂支撐的姿勢。

反向桌式或半反向棒式第一級
Ardha Purvottanasana (Reverse Table or Half Upward Plank Pose) Level I

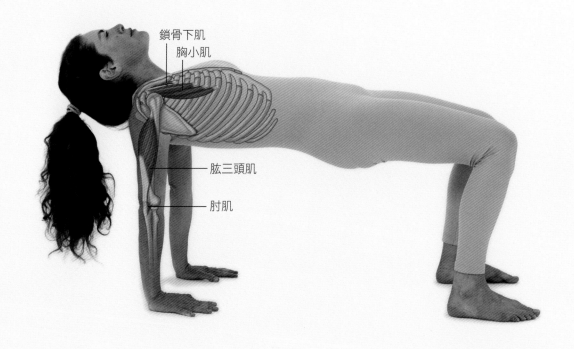

鎖骨下肌
胸小肌
肱三頭肌
肘肌

ardha 意指「一半」; purva 意指「前面、東方」; ut 意指「強力的」; tan 意指「伸展」。

(梵文發音: ARD-hah PUR-voh-tan-AHS-anna)

注意要點: 呼吸、肌力、伸展、肩膀開展和髖部打開 (開胯), 骨盆保持穩定, 支撐。

動作與對齊: 肩膀伸展和向內旋轉, 肩胛帶後縮, 肘關節和腕關節/手部伸展, 核心肌群保持穩定, 髖部伸展, 膝蓋彎曲。脊椎中立位, 手腕位於肩膀正下方, 足部位於膝蓋正下方。

技巧: 先採坐姿, 雙腿在前, 膝蓋彎曲, 兩支手臂置身後的地板上, 手指朝向前方, 將骨盆上抬與肩膀和髖部成一直線, 頭部不要往後垂, 目光朝上。這個姿勢可以在需要開胯動作之前的任何時間做。

有用小提示: 這是個能強力伸展肩膀前側和髖部的體位法。把髖部置於瑜伽磚上可以得到更多支撐並減輕壓力。若有腕隧道症候群的問題, 可以雙手握拳增加穩定性。

反姿勢: 簡易坐 (Sukhasana)、手杖式 (Dandasana)。

肩關節

結構

盂肱關節是最主要的肩關節，銜接了肩胛骨和肱骨。屬於多軸球窩關節，其結構是由肱骨頭（球狀）嵌入肩胛骨關節盂（窩狀）內所組成的。相較於其它球窩關節，其關節盂（或稱關節窩）比較淺，因此關節的活動範圍比較大，但是穩定性也比較低。肩關節結構複雜而且功能多樣。

結締組織

由於肱骨頭大於其所嵌入的關節盂，為了使兩者更緊密地結合，有一個被稱為「肩盂唇（glenoid labrum）」的環狀纖維軟骨組織，能稍微加深關節盂的深度，增加肱骨頭的穩定性。肩關節囊也靠著周圍的韌帶組織維持穩固，這些韌帶組織與旋轉肌袖的肌腱形成完整的結構，強化了肩關節區域的穩定性。

因為肩關節嵌入的凹窩並不深，而且關節盂會對肱骨施加力量，所以關節的韌帶必須夠強壯穩固，才能固定住肩關節。在肩關節前方有三條盂肱韌帶（glenohumeral ligaments）和位於上方的喙肱韌帶（從喙突延伸至肱骨），是其主要的強化結構。

動作

從上臂（肱骨）的狀態就能一目了然肩關節目前所產生的是什麼動作（例如若上臂在身體前方，代表肩關節彎曲）。肩關節的主要動作，就是球窩關節所能產生的彎曲、伸展、外展、內收、內轉和外轉等動作。

因為這個關節的可動性強（多虧了肩胛帶關節區域的輔助），所以它還能夠做極度彎曲（hyperflex）、極度伸展（hyperextend）、極度外展（hyperabduct）和極度內收（hyperadduct）等動作，能讓肱骨從額切面移動至矢狀切面，然後回復至原來位置，而水平外展和水平內收也是肩關節能產生的動作。斜向動作則是結合了其中幾個動作。

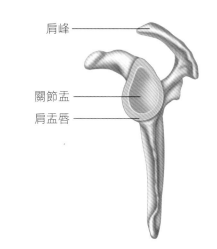

肩峰
關節盂
肩盂唇

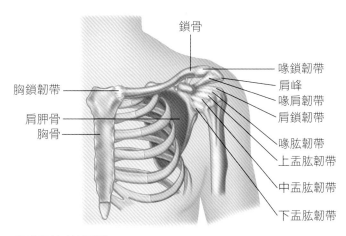

鎖骨
胸鎖韌帶
肩胛骨
胸骨
喙鎖韌帶
肩峰
喙肩韌帶
肩鎖韌帶
喙肱韌帶
上盂肱韌帶
中盂肱韌帶
下盂肱韌帶

盂肱關節（前視圖）

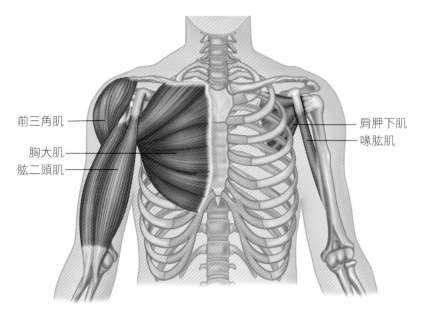

前三角肌

胸大肌

肱二頭肌

肩胛下肌

喙肱肌

跨越肩關節的肌肉 (前視圖)

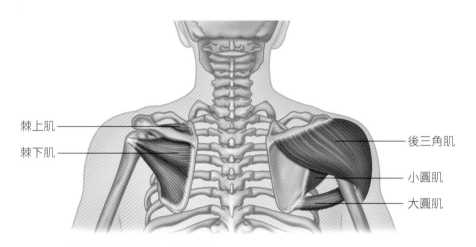

棘上肌

棘下肌

後三角肌

小圓肌

大圓肌

跨越肩關節的肌肉 (後視圖)

肌肉

能讓上臂產生活動的肌肉必須跨越肱盂關節才能驅動它。這是運動學的基本原理：若肌肉不能附著，並從形成關節的骨頭跨越至關節另一邊的骨頭，當肌肉收縮時，要如何移動骨頭產生動作？

範例：棘下肌 (p.103) 從肩胛骨開始，跨越過肩關節，延伸到肱骨。當它向心收縮 (變短) 時，會將手臂向後拉，並產生外轉的動作。

從前方看，跨越肩關節的肌肉有胸大肌、前三角肌、喙肱肌和肱二頭肌；從後方看則有

棘上肌、棘下肌、小圓肌和大圓肌、背闊肌、後三角肌和肱三頭肌，加上肩胛下肌構成了肩關節的 11 塊肌肉 (全部的三角肌算為一塊肌肉)。肩胛下肌隱藏於胸廓後方和肩胛骨前側上方。肩胛下肌是包覆肩關節的旋轉肌袖的四個組成肌肉 (其包括棘上肌、棘下肌、小圓肌和肩胛下肌) 之一。

簡而言之，大多時候肩關節前方的肌肉負責所有向前的動作，例如彎曲、內轉和水平內收。位於後方的肌肉則是負責相反動作的伸展、外轉和水平外展。

胸大肌 PECTORALIS MAJOR

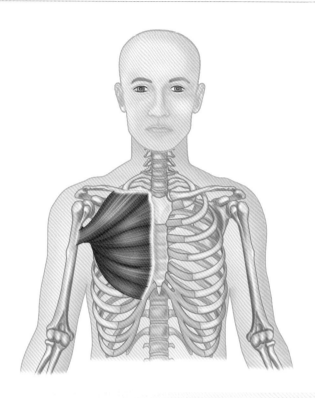

源於拉丁文

pectoralis 意指「與胸部有關」；major 意指「較大的」。

胸大肌與胸小肌形成腋窩前壁。

起點

鎖骨頭：鎖骨前面內側三分之二或二分之一處。

胸肋骨部分：胸骨柄和胸骨體的前面。

上六對肋軟骨：腹直肌鞘。

止點

肱骨大結節嵴。

肱骨結節間溝（肱二頭肌溝）的外側唇。

作用

使肱骨內收和內轉。

鎖骨部分：使肩關節彎曲和內轉，以及使肱骨往對側肩膀方向水平內收。

胸肋骨部分：使肱骨往對側髖部方向斜向內收。

胸大肌是攀爬動作的主要肌肉，能將身體拉向支撐於定點的手臂。

支配神經

支配上部肌肉纖維的神經：外胸神經，C5、C6、C7。

支配下部肌肉纖維的神經：外胸神經和內胸神經，C6、C7、C8、T1。

基本功能性動作

鎖骨部分：把手臂往前帶，繞到身體另一側，例如手持體香劑噴灑對側的腋下。

胸肋部分：將某個物品從上往下拉，例如拉繩子敲鐘。

做瑜伽時，任何涉及手臂平衡的動作都要靠胸大肌支撐。

可能會造成胸大肌損傷的動作

過度使用。舉重物。

會重度使用胸大肌的體位法

增強肌力：高棒式（High Chaturanga）、四肢支撐式（Chaturanga Dandasana）、鷹式（Garudasana）、烏鴉式（Bakasana）、孔雀式（Mayurasana）。

伸展肌肉：手臂往身體背後伸展的動作。牛面式（Gomukasana）。

高棒式到四肢支撐式第一、二級
High Plank Pose to Chaturanga Dandasana (Four-Limbed Staff Pose) Level I, II

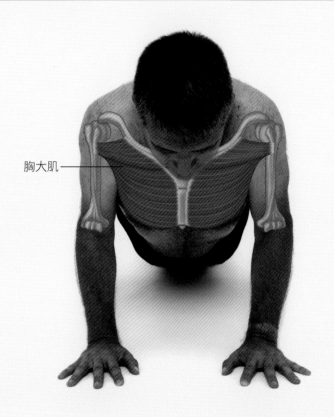

胸大肌

chatur 意指「四」；anga 意指「肢體」；danda 意指「棍棒」。

(梵文發音：chah-tur-angh-uh dahn- DAHS-ana)

注意要點：呼吸、肌力、穩定、耐力、核心肌群、力量。

動作與對齊：脊椎伸展，肩膀彎曲，肩胛帶保持穩定，肘關節和腕關節伸展，核心肌群和骨盆保持穩定，膝蓋伸展，腳踝背曲。身體從頭到腳形成水平直線。

技巧：先從站姿前彎式 (Uttanasana) 開始，兩腳往後伸形成伏地挺身的姿勢。保持這個姿勢，深呼吸數次同時緊縮核心肌群。保持雙手在肩膀的正下方，然後手肘彎曲向肋骨靠近讓身體慢慢下降到地面。這個動作在流瑜伽 (Vinyasa，強調動作需配合呼吸並且要連貫流暢) 和拜日式裡很常見。

高棒式的變化式包括將一隻腿往上抬離地面，或是將單膝拉向胸部以增加挑戰性。

有用小提示：這是對整個身體都很有挑戰性的動作，特別能夠鍛練到核心肌群。在做高棒式時，可將膝蓋往地板方向放低以增加支撐力。也可以將前臂置於地面，特別是那些肩膀或手腕有問題的人。胸大肌在整個過程當中都是呈現收縮狀態：高棒式時是等長收縮，身體往下降時是離心收縮。若是打算嘗試更有挑戰性的動作，例如再從地面將身體往上抬時，則是向心收縮。地心引力和身體重量是整個過程當中很大的阻力。

反姿勢：下犬式 (Adho Mukha Svanasana)。

背闊肌 LATISSIMUS DORSI

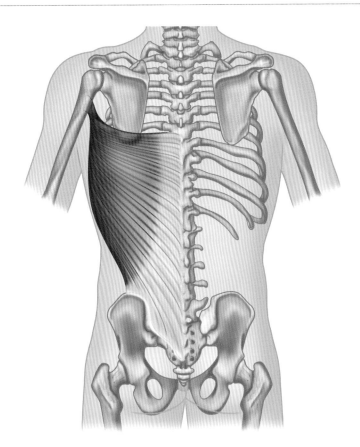

源於拉丁文

latissimus 意指「最寬廣」；dorsi 意指「位於背面」。

背闊肌與肩胛下肌和大圓肌形成腋窩後壁。

起點

附著於下六節胸椎骨和所有腰椎骨和薦椎骨 (T7-S5) 之棘突和棘上韌帶的胸腰筋膜。髂崎的後部。最下面三對或四對肋骨。肩胛骨下角。

止點

肱骨結節間溝 (肱二頭肌溝) 的底部。

作用

伸展彎曲的手臂。內收和內轉肱骨。它是其中一個主要的攀爬肌，因為它能將肩膀向下和向後拉，並將軀體向上拉至支撐於固定點的手臂 (因此在游泳的自由式裡，也會使用這塊肌肉)。其能拉升位置較低的肋骨來輔助用力的深呼吸。

支配神經

源自臂神經叢後索的胸背神經　C6、C7、C8。

基本功能性動作

推壓椅子扶手站起身來的動作。瑜伽裡任何手臂平衡的動作都要靠背闊肌支撐。

可能會造成背闊肌損傷的動作

把重物往下拉的動作，或是側舉過重的物品。

會重度使用背闊肌的體位法

增強肌力：上犬式 (Urdhva Mukha Svanasana)、側棒式 (Vasisthasana)。

肌肉穩定：高棒式 (High Chaturanga)、四肢支撐式 (Chaturanga Dandasana)。

伸展肌肉：下犬式 (Adho Mukha Svanasana)、嬰兒式 (Balasana)、椅子式 (Utkatasana, 手臂上舉)。

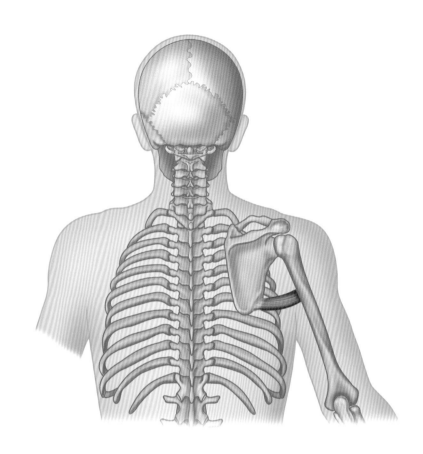

源於拉丁文

teres 意指「圓的、形狀漂亮的」；major 意指「較大的」。

大圓肌和背闊肌肌腱與肩胛下肌形成了腋後褶。

起點

肩胛骨外側緣的後表面下三分之一的橢圓區域。

止點

肱骨結節間溝 (肱二頭肌溝) 的內側唇。

作用

使肱骨內收和內轉。伸展處於彎曲狀態的肱骨。

支配神經

源自臂神經叢後索的下肩胛下神經、C5、C6、C7。

基本功能性動作

手伸至後口袋的動作。

可能會造成大圓肌損傷的動作

把重物往下拉的動作，或是側舉過重的物品。

會重度使用大圓肌的體位法

與背闊肌協同運作，所以請參考會使用到背闊肌的體位法 (p.97)。

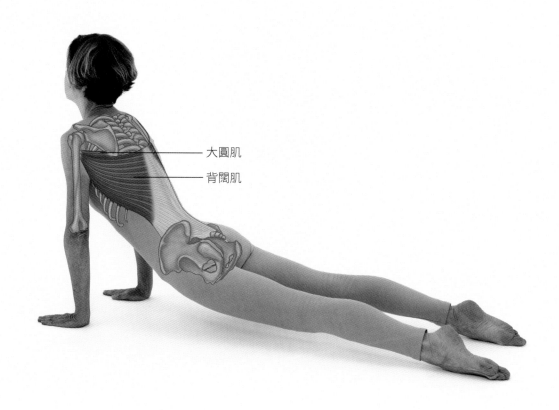

大圓肌

背闊肌

urdhva 意指「向上」；mukha 意指「臉」；svana 意指「犬」。

(梵文發音：urd-vah moo-kah svan-AHS-anna)

注意要點：呼吸、肌力、伸展、支撐、核心肌群和骨盆保持穩定、刺激、開展。

動作與對齊：脊椎極度伸展，肩膀伸展，肩胛帶向下旋轉，肘關節和腕關節伸展，髖部和膝蓋伸展，腳踝蹠曲。雙手位於肩膀正下方，雙腿向後伸展。

技巧：先從四肢支撐式（Chaturanga Dandasana）開始，將軀體向前和向上抬，形成後仰的姿勢。這是個非常需要肩膀和手臂力量的姿勢。目光朝前，將肩膀下壓。兩腿和兩腳向後伸展。骨盆底用力上抬將有助於下腹部肌群的緊縮。這個姿勢會被加入拜日式裡增加挑戰性。

有用小提示：胸骨往上提的動作在瑜伽裡通常被稱之為「開胸」，因為它可以擴展前胸。放一張毯子在大腿下面，或是將膝蓋置於地面，能在核心肌群緊縮時輔助下背部。腳背往地面壓以增強腿部的力量。

反姿勢：下犬式 (Adho Mukha Svanasana)。

三角肌 DELTOIDEUS

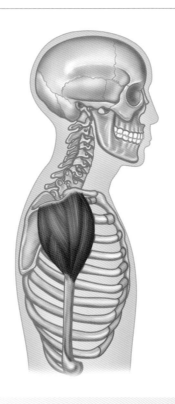

源於希臘文

deltoeides 意指「形狀像希臘字母 delta 的三角形符號」。

三角肌由三個部分所組成：前、中、後。只有中間的部分是屬於多羽狀肌，這可能是因為它在肩膀外展時處於力學劣勢，所以需要額外的力量。

起點

前三角肌：鎖骨外側三分之一的前緣和上表面。

中三角肌：肩峰的外側緣。

後三角肌：肩胛骨的肩胛棘下緣。

止點

肱骨體外側表面下半部的三角肌粗隆。

作用

前三角肌：使肱骨彎曲和內轉。

中三角肌：使肱骨外展（棘上肌必須先啟動肩關節外展動作）。

後三角肌：使肱骨伸展和外轉。

支配神經

源自於臂神經叢後索的腋神經，C5、C6。

基本功能性動作

手往側邊橫向伸出拿取物品的動作。高舉手臂揮舞的動作。三角肌同時也是手臂平衡動作的強力穩定肌。

可能會造成三角肌損傷的動作

側舉太重的物品。過久或過度的游泳或是投擲動作。

會重度使用三角肌的體位法

增加肌力：側棒式（Vasisthasana）、拜日式（Surya Namaskara）裡的反向天鵝式（Reverse Swan）、戰士二式（Virabhadrasana II）、三角式（Trikonasana）、下犬式（Adho MukhaSvanasana，後三角肌）、仙人掌式（Cactus Arms）。涉及手臂平衡的體位法。

伸展肌肉：手臂繞圈。雙手在身前或背面緊扣。拜日式裡的天鵝式（Swan Dive）。

雖然大部分的人不會將站姿前彎式（p.101）視為會運用到三角肌的體位法，但是當雙手向地面下壓或是放在瑜伽磚上時，確實會增強前三角肌的肌力和伸展後三角肌。這個體位法比較為人所熟知的是，上半身前彎時的髖關節彎曲動作，以及藉由髖部和脊椎伸肌的收縮讓上半身上抬回到原位。這個部分在第 8 章會討論到。

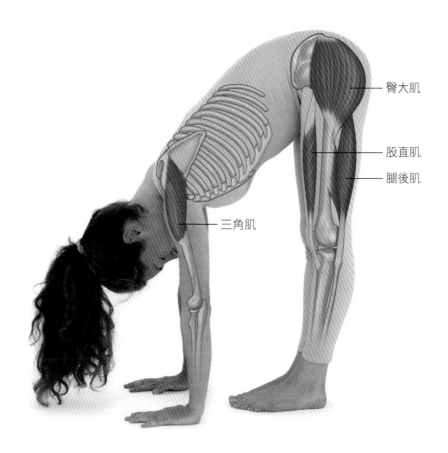

臀大肌

股直肌

腿後肌

三角肌

ut 意指「強烈的」; tan 意指「伸展、延伸」。

(梵文發音:oo-tan-AHS-anna)

注意要點:呼吸、伸展、肌力、拉長、平心靜氣、具療癒效果、改善消化、刺激。

動作與對齊:脊椎伸展,肩膀彎曲,肩胛帶保持穩定,肩關節彎曲,髖部彎曲,膝蓋伸展。髖部、膝蓋和腳踝對齊成一直線,同時感覺軀體的重量落在兩腳的中心上。

技巧:先從山式開始,兩隻手臂高舉,然後髖部彎曲,上半身向前彎 (天鵝式)。想像骨盆在腿部上方往前推出去的感覺。將手放在瑜伽磚上或是身體前方的地板上,讓脊椎能夠伸展,頭部與脊椎對齊成一直線。

膝蓋放鬆或甚至可以彎曲,不要讓膝蓋從頭至尾處於伸直鎖住的狀態。這個姿勢完成之後,有能力的人可以將上半身向內往大腿靠近,讓脊椎稍微彎曲。

有用小提示:這個姿勢很適合用來熱身和做為過渡姿勢,也可以納入拜日式裡。它可以伸展到腿後肌、臀部肌群和脊椎伸肌群。當你要起身往上回到站姿時,也需要運用到這些肌群裡每個肌肉的肌力。

反姿勢:山式 (Tadasana)。

旋轉肌袖

旋轉肌袖 (rotator cuff) 是由棘上肌、棘下肌、小圓肌和肩胛下肌所組成，簡稱為「SITS」肌肉。

肌袖的肌腱能在肩膀活動時，協助肱骨頭牢牢固定於肩胛骨關節盂內，避免肩關節脫臼。如果發生脫臼現象，旋轉肌袖會極度疼痛不適，拉傷甚至破裂。

因為關節窩很淺，因此旋轉肌袖的肌腱和韌帶，必須有足夠的力量才能將肱骨固定住。

接下來要介紹的肌肉在牛面式 (p.107) 會一起運用到。

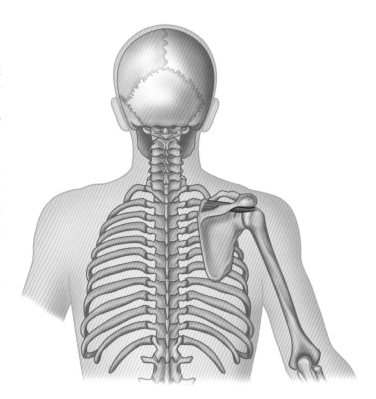

源於拉丁文

supra 意指「上面」；spina 意指「脊椎」。

起點

肩胛骨棘上窩。

止點

肱骨大結節上方。肩關節囊。

作用

棘上肌負責啟動肩關節一開始的外展動作，再讓三角肌接手後續更大角度的外展動作。

支配神經

源自於臂神經叢上支幹的肩胛上神經，C4、C5、C6。

基本功能性動作

手拿購物袋遠離身體側邊 (與中三角肌協同運作)。

可能會造成棘上肌損傷的動作

過度使用。因為所在位置和路徑的關係，棘上肌是旋轉肌袖裡最常受傷的肌肉。

會重度使用棘上肌的體位法

增強肌力：牛面式 (Gomukhasana, 需同時運用肌力和伸展肌肉的體位法)、側棒式 (Vasisthasana)、拜日式裡的反向天鵝式 (Reverse Swan)、戰士二式 (Virabhadrasana II)。

伸展肌肉：手臂繞圈。拜日式裡的天鵝式 (Swan Dive)。肩膀水平內收。

棘下肌 INFRASPINATUS

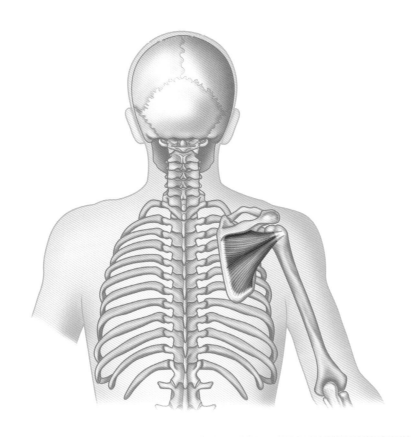

源於拉丁文

infra 意指「位於下方」；spina 意指「脊椎」。

起點

肩胛骨棘下窩。

止點

肱骨大結節的中間小面。肩關節囊。

作用

旋轉肌袖中的一員，能防止肩關節後脫臼。可使肱骨外轉。

支配神經

源自於臂神經叢上支幹的肩胛上神經，C4、C5、C6。

基本功能性動作

把頭髮往後梳的動作。

可能會造成棘下肌損傷的動作

肩關節過度向外旋轉，例如在游仰式時。

會重度使用棘下肌的體位法

牛面式 (Gomukhasana)、
下犬式 (Adho Mukha Svanasana)、
反向棒式 (Purvottanasana)。

伸展肌肉：手臂繞圈。肩關節外轉的動作。

小圓肌 TERES MINOR

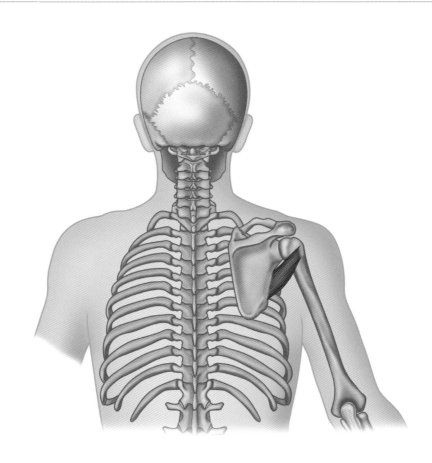

源於拉丁文

teres 意指「圓形的、形狀漂亮的」；minor 意指「較小的」。

起點

肩胛骨背側面的外側緣的上三分之二處。

止點

肱骨大結節下方小面。肩關節囊。

作用

旋轉肌群中的一員，能防止肩關節向上脫臼。可使肱骨外轉。對肱骨內收有些微作用。與棘下肌協同運作，因此其作用是類似的。

支配神經

源自於臂神經叢後索的腋神經, C5、C6。

基本功能性動作

把頭髮往後梳的動作。

可能會造成小圓肌損傷的動作

肩關節過度向外旋轉。

會重度使用小圓肌的體位法

牛面式 (Gomukhasana)、
下犬式 (Adho Mukha Svanasana)、
反向棒式 (Purvottanasana)。

肩胛下肌　SUBSCAPULARIS

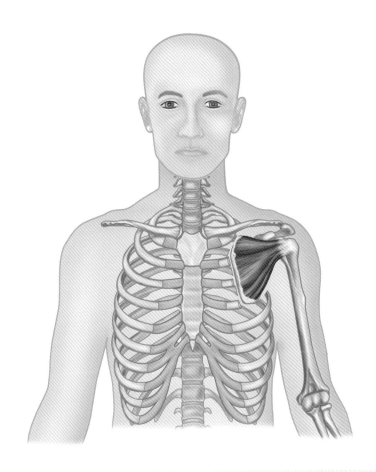

源於拉丁文

sub 意指「位於下方」；scapula 意指「肩胛骨」。

肩胛下肌構成腋窩後壁的大部分。

起點

肩胛下窩和沿著肩胛骨前表面外側緣的溝。

止點

肱骨小結節。肩關節囊。

作用

旋轉肌袖中的一員，能穩定盂肱關節，避免肱骨頭被三角肌、肱二頭肌和肱三頭肌的長頭往上拉。可使肱骨內轉。

支配神經

源自於臂神經叢後索的上肩胛下神經和下肩胛下神經，C5、C6、C7。

基本功能性動作

伸手至後口袋的動作。

可能會造成肩胛下肌損傷的動作

肩關節過度向內旋轉。

會重度使用肩胛下肌的體位法

牛面式 (Gomukasana)。任何利用手臂支撐的體位法，需靠旋轉肌袖保持穩定度。烏鴉式 (Bakasana，或稱鶴式)、仙人掌式 (Cactus Arms)、棒式。

伸展肌肉：兩隻手臂伸至身體背後，雙掌相向或相扣的動作。

喙肱肌 CORACOBRACHIALIS

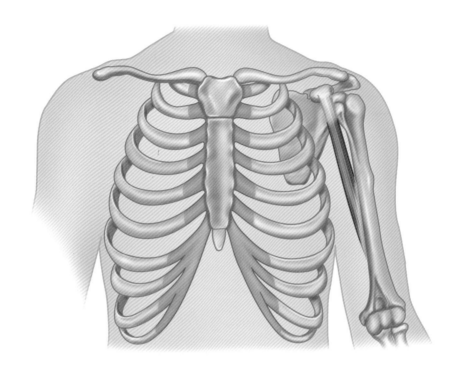

源於希臘文和拉丁文

korakoeides 在希臘文裡意指「像烏鴉般的」；brachialis 在拉丁文裡意指「與手臂有關的」。

喙肱肌因其形狀像烏鴉的喙而得其名，與肱二頭肌的短頭及肱骨形成腋窩外側壁。它雖然不屬於旋轉肌袖的一員，但經常與肱二頭肌的短頭協同運作，扮演穩定肌的角色，這點跟旋轉肌袖很類似。

起點

肩胛骨喙突尖端。

止點

肱骨內側面中段。

作用

對肩關節內收有些微作用。對肩關節的彎曲可能有輔助作用。協助穩定肱骨。

支配神經

肌皮神經，C6、C7。

基本功能性動作

拖地板。扮演穩定肌的角色多於主動肌的角色，能輔助旋轉肌袖。

會重度使用喙肱肌的體位法

利用旋轉肌袖來保持穩定度的體位法，都會用到這塊肌肉。

附註：肱二頭肌和肱三頭肌雖然也與肩關節連接，但是跟肘關節的關係比較密切。本章後面針對這兩塊肌肉會有更詳細的說明。

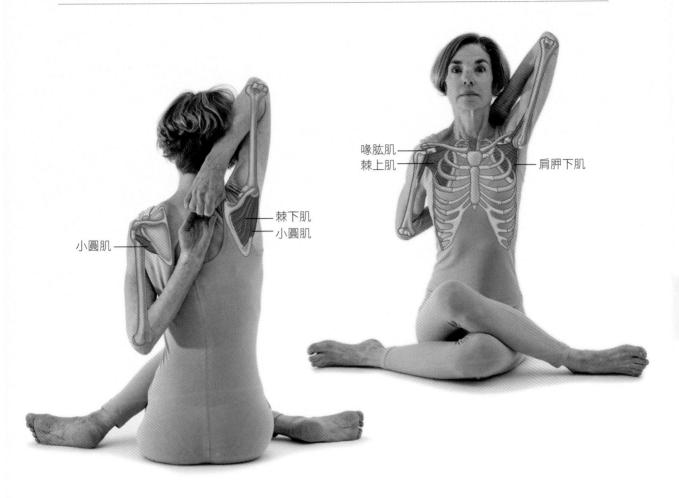

喙肱肌

棘上肌

肩胛下肌

棘下肌

小圓肌

小圓肌

go 意指「牛」; mukha 意指「臉」。

(梵文發音: go-moo- KAHS-anna)

注意要點: 呼吸、伸展、胸部擴張、緊縮核心肌群、彈性、凝視 (目光專注)、集中注意力。

動作與對齊: 脊椎伸展,肩膀內收,向內旋轉 (下位手臂) 和向外旋轉 (上位手臂),肩胛帶向上和向下旋轉,肘關節彎曲,髖部彎曲/內收/向外旋轉,膝蓋彎曲,腳踝旋後。前臂最好能與脊椎對齊,上位膝蓋在下位膝蓋的正上方。

技巧: 先採坐姿,一隻腿彎曲放在另一隻腿下面,兩隻膝蓋上下疊放,兩隻腳向兩側伸展。讓軀體的重量落在坐骨上,緊縮骨盆底和核心肌群。一隻手臂向上伸,然後彎曲手肘,將手掌放在脊椎上部。另一隻手臂伸往背後,手肘彎曲,手向上伸展扣住上位手的手指。上位腿的對側手臂要在上方。

有用小提示: 這是個對手臂和髖部而言頗有難度的姿勢,所以最好先做一些能充分伸展和開展的動作之後再做這個姿勢。經常練習這個姿勢可改善身體的彈性。雙手若無法相扣,可抓一條帶子以輔助手臂伸展。腿部可以照簡易坐的方式擺放,若髖部緊繃,甚至可以坐在椅子上。若有肩膀、髖部或是膝蓋方面的問題,不適合做這個姿勢。

反姿勢: 換邊做相同的動作,然後以束角式 (Baddha Konasana, p.151) 的姿勢做溫和的上半身旋轉動作。

肘關節

結構

肘關節亦稱為肱尺關節。肘關節由肱骨（上臂骨頭）、橈骨、尺骨所組成。後兩者是前臂的骨頭。手臂垂放身體兩側，掌心朝前時，橈骨位於外側（靠大拇指側），尺骨位於內側（靠小指側）。肱骨的上腕骨滑車和小頭，兩者連同橈骨和尺骨，構成肘關節的一部分。

動作

肘關節是典型的鉸鏈關節（又稱屈戌關節），此處只會產生兩種動作：彎曲（屈曲）和伸展（伸直）。這些動作只發生在矢狀切面上。有部分的人能夠做出極度伸展，也就是手肘向後彎的動作。在做瑜伽的手臂支撐和手臂平衡的姿勢時，禁止手肘極度伸展，要特別留意。

韌帶

韌帶與肌肉共同作用，提供關節穩定性和可動性。這樣的認知對做瑜伽的人來說是非常重要的，因為所有關節必須夠強壯，又要活動度夠好，才能輕鬆完成動作與達到效果。

位於手肘的尺側副韌帶，由三條強壯的韌帶（前斜韌帶、後斜韌帶、橫斜韌帶）所構成，能加強關節囊的內側。橈側副韌帶是強壯的三角形韌帶，能強化關節囊的外側。這些韌帶將肱骨與尺骨連結在一起，共同運作以穩定手肘。

肌肉

分布於上臂和下臂，近端附著點在關節上方，位於手肘前側的主要肌肉是肱二頭肌、肱肌、肱橈肌；位於後側的肌肉有肱三頭肌、肘肌。這些肌肉的肌腱同時也具有穩定作用，跨越肘關節，提供額外的保護。

要判別這些肌肉的作用很簡單：屈肌位於手肘前側；伸肌位於後側。前臂有一些外附肌也具有輔助彎曲的作用，但因為收縮力弱，因此這裡就不介紹了。

肱二頭肌與肱三頭肌這兩個肌肉都同時跨越肘關節和肩關節。而肱二頭肌屬於三關節肌，代表它跨越了三個關節—近端橈尺關節（前臂上部）、肘關節和肩關節。

在接下來的三頁裡，你會發現主要手肘屈肌，以及會運用到它們的瑜伽體位法有不少類似之處。其差異在於它們在前臂旋前或旋後動作（第 7 章）時的肌肉收縮強度。

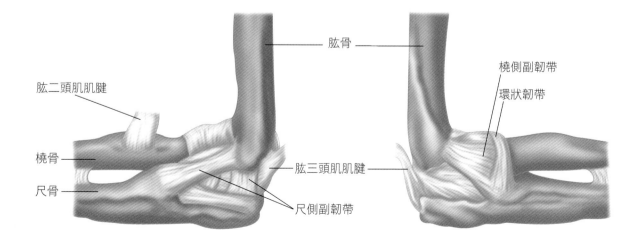

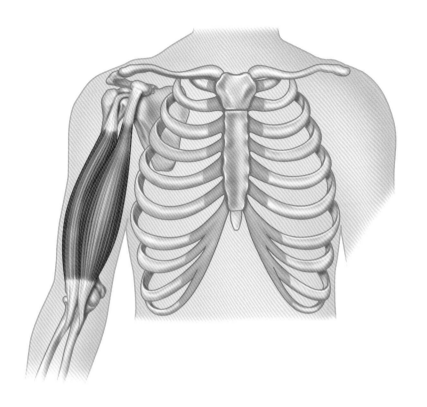

源於拉丁文

biceps 意指「雙頭」；brachii 意指「手臂的」。

肱二頭肌控制了三個關節的運動。它有兩個肌腱頭位於起點，並且有兩個肌腱止點。有時會遇到有第三個頭的情況，其起點在喙肱肌的止點。其短頭沿著喙肱肌和肱骨，形成一部分的腋窩外側壁。

起點

短頭：肩胛骨喙突的尖端。

長頭：肩胛骨的盂上結節。

止點

橈骨粗隆的後部。

延伸至前臂內側之深筋膜的二頭肌腱膜。

作用

彎曲肘關節。使前臂旋後。被形容是使用軟木塞開酒器的肌肉。對於肩關節的彎曲有些微作用。

支配神經

肌皮神經, C5、C6。

基本功能性動作

例如：撿起物品。把食物帶進嘴裡。

可能會造成肱二頭肌損傷的動作

舉起重物時手肘彎曲。在做瑜伽裡的四肢支撐式 (Chaturanga Dandasana) 時，下降至地板的方式不正確。

會重度使用肱二頭肌的體位法

增強肌力：烏鴉式 (Bakasana)。任何前臂平衡的體位法，如兔子式 (Rabbit)、海豚式 (Dolphin)、頭倒立式 (Sirsasana)。

伸展肌肉：雙手在身體背後緊握的動作。

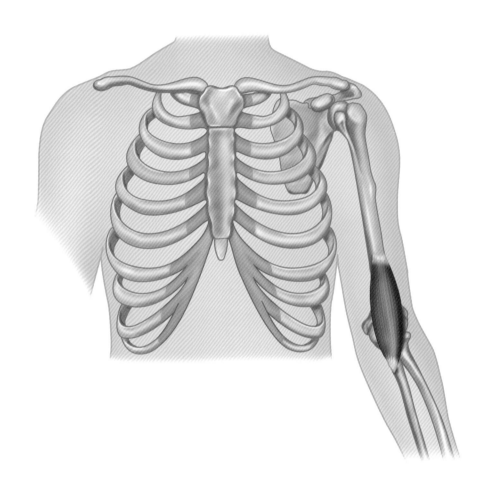

源於拉丁文

brachialis 代表「與手臂有關」的意思。

肱肌位於肱二頭肌的後方，它是肘關節的主要屈肌。有一些肌肉纖維可能會有部分與肱橈肌融合在一起。

起點

肱骨前表面的下三分之二處 (遠端)。

止點

尺骨冠狀突和尺骨粗隆 (也就是尺骨體上部前面的區域)。

作用

彎曲肘關節。

支配神經

肌皮神經, C5、C6。

基本功能性動作

例如：把食物帶進嘴裡。

可能會造成肱肌損傷的動作

舉起重物時手肘彎曲。在做瑜伽裡的四肢支撐式時，下降至地板的方式不正確。

會重度使用肱肌的體位法

增強肌力：烏鴉式 (Bakasana)。任何前臂平衡的體位法，如兔子式、海豚式、頭倒立式 (Sirsasana)。

伸展肌肉：雙手在身體背後緊握的動作。

屬於淺層肌群，形成
肘窩外側緣，在對抗
阻力時會隆起。

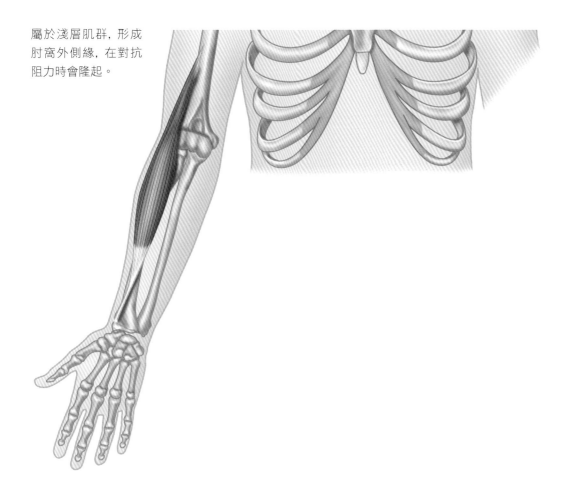

源於拉丁文

brachium 意指「手臂」；radius 意指「桿子、輪幅」。

起點

肱骨外側髁上嵴的前表面的上三分之二處。

止點

橈骨下部外側端，位於莖突上方。

作用

彎曲肘關節。在前臂旋前和旋後動作受到阻力時予以輔助。

支配神經

橈神經，C5、C6。

基本功能性動作

例如：轉動軟木塞開酒器。

可能會造成肱橈肌損傷的動作

舉起重物時手肘彎曲。在做瑜伽裡的四肢支撐式時，下降至地板的方式不正確。

會重度使用肱橈肌的體位法

增強肌力：烏鴉式 (Bakasana)。以及任何前臂平衡的體位法，如兔子式、海豚式、頭倒立式 (Sirsasana)。

伸展肌肉：雙手在身體背後緊握的動作。

烏鴉式／鶴式第二級 Bakasana (Crow or Crane Pose) Level II

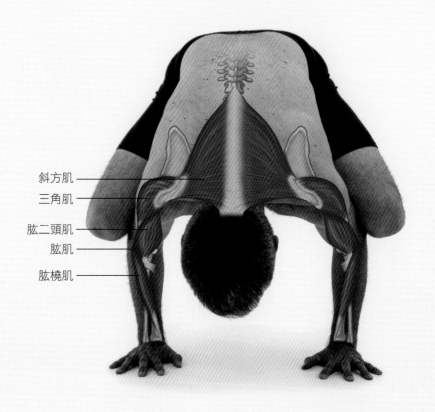

斜方肌 ——
三角肌 ——
肱二頭肌 ——
肱肌 ——
肱橈肌 ——

baka 代表「鶴」的意思。

(梵文發音：bah-KAHS-anna)

注意要點：呼吸、手臂和核心肌群的肌力、平衡。

動作與對齊：脊椎伸展，肩膀和手肘彎曲，手腕極度伸展，髖部彎曲和向外旋轉，膝蓋彎曲，腳踝蹠曲。脊椎與地面成斜角。手肘位於手腕正上方。

技巧：先從蹲坐式 (Malasana) 開始，把手往前放在地板上，肩膀的下方。手肘彎曲，膝蓋靠在肱三頭肌上。緊縮核心肌群，將雙腳舉起離開地面，並向彼此靠近，兩隻手臂支撐身體。目光朝向瑜伽墊的前面。

有用小提示：這個動作通常是在課程快結束時，站姿類的體位法都做完之後做。最好能先做四肢支撐式，讓手臂先熱身一下。手臂和手腕必須夠強壯，同時身體平衡性要佳才能維持住烏鴉式的姿勢。對容易往前倒的人，可以放一條毯子在瑜伽墊上的前方保護。改變腿部的姿勢和位置，可衍生出進階的變化式。

反姿勢：
半橋式 (Setu Bandhasana, p.137)。

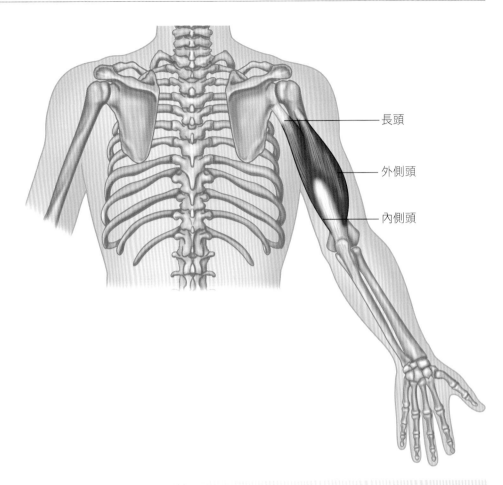

長頭

外側頭

內側頭

源於拉丁文

triceps 意指「三個頭的」；brachii 意指「手臂的」。

肱三頭肌在起點的位置有三個頭，是上臂後側唯一的肌肉。

起點

長頭：肩胛骨的盂下結節。

外側頭：肱骨體後表面的上半部（在橈神經溝上面的外側)。

內側頭：肱骨體後表面的下半部（在橈神經溝下面的內側)。

止點

尺骨鷹嘴突的後側。

作用

伸展肘關節。長頭能讓肱骨內收和伸展。穩定肩關節。

支配神經

橈神經, C6、C7、C8、 T1。

基本功能性動作

投擲物品。用推的方式將門關上。

可能會造成肱三頭肌損傷的動作

把重物推開的動作。手肘極度伸展。在沒有支撐的狀態下，做瑜伽裡的棒式或是反向棒式 (Purvottanasana)。

會重度使用肱三頭肌的體位法

所有棒式相關的體位法，如高棒式、側棒式、反向棒式。四肢支撐式 (Chaturanga Dandasana)、下犬式 (Adho Mukha Vrksasana, 手倒立)。

伸展肌肉：鷹式 (Garudasana)。

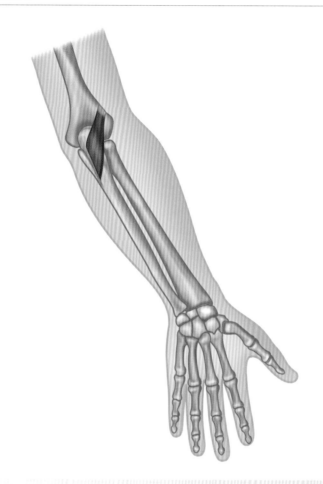

源於拉丁文

anconeus 代表「手肘的」。

起點

肱骨外上髁後部。

止點

鷹嘴突外側和尺骨後表面上部。

作用

協助肱三頭肌讓肘關節伸直以伸展前臂。在做旋前和旋後動作時能穩定尺骨。

支配神經

橈神經，C7、C8。

基本功能性動作

伸直手臂推動物品。

可能會造成肘肌損傷的動作

把重物推開的動作。手肘極度伸展。在沒有支撐的狀態下，做瑜伽裡的棒式或是反向棒式 (Purvottanasana)。

會重度使用肘肌的體位法

所有棒式相關的體位法（高棒式、側棒式、反向棒式）。四肢支撐式 (Chaturanga Dandasana)、下犬式 (Adho Mukha Vrksasana, 手倒立)。

伸展肌肉：鷹式 (Garudasana)。

請參考 p.92 的反向桌式 (Ardha Purvottanasana) 圖，了解肘肌和肱三頭肌所扮演的角色。反向桌式將雙腿伸直，便會變成下一頁將會談到的反向棒式 (Purvottanasana)。

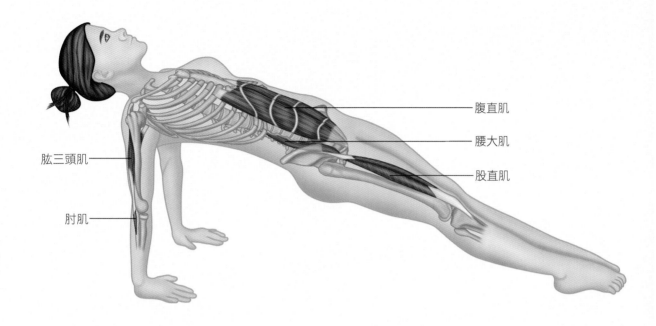

腹直肌

腰大肌

肱三頭肌

股直肌

肘肌

purva 意指「前面」；ut 意指「強烈的」；tan 意指「伸展」。

(梵文發音：purr-vo-tah-NAHS-anna)

注意要點： 呼吸、肌力、伸展、支撐、肩膀展開。

動作與對齊： 脊椎伸展，肩膀極度伸展，肩胛帶向前傾，肘關節和腕關節伸展，髖部和膝蓋伸展，腳踝蹠曲。身體成一直線。

技巧： 先從手杖式 (Dandasana) 開始，將雙手放在髖部後方，手指朝向前方。髖部上抬時，將腳跟壓向地板。目光朝上凝視。

有用小提示： 如果有肩膀方面的問題，髖部可不離地，多著重在肩膀前方的溫和伸展動作。這個姿勢可以在課程間任何時候做，特別是持續坐了一段時間之後。

反姿勢： 手杖式 (Dandasana) 或任何涉及坐姿前彎的體位法。

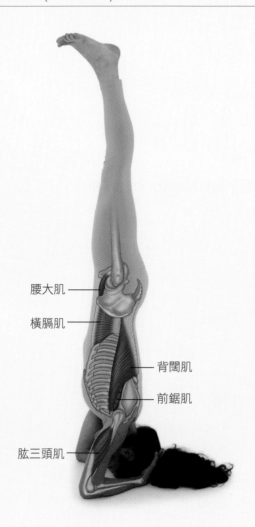

腰大肌

橫膈肌

背闊肌

前鋸肌

肱三頭肌

上半身穩定肌總覽：體位法之王

sirsa 代表「頭」的意思。

(梵文發音：shir-SHAHS-anna)

有時又稱支撐頭倒立式 (Salamba Sirsasana)。

注意要點：呼吸、肌力、平衡、核心肌群、支撐、決心、內心保持平靜、刺激腺體、具有療癒效果的。

動作與對齊：脊椎伸展，肩膀彎曲，肩胛帶保持穩定，肘關節彎曲，膝蓋伸展，腳踝背曲或蹠曲。身體垂直倒立，骨盆／髖部中立位。

技巧：先從金剛坐 (Vajrasana, p.34) 開始，將前臂放在地上，雙手十指相扣，手肘張開與肩膀同寬。頭往下，將後腦勺置於手心，前臂向地板施力做為支撐，以免重量落在頭頂上。將髖部往上抬至肩膀正上方。緊縮核心肌群保持身體平衡，確認平衡之後，將雙腿往上伸直。

有用小提示：在做任何頭部朝下的體位法之前，最好先確認是否有血壓問題或是眼睛視網膜的問題。如果你是初學者，請藉助牆壁做為支撐或是找另一個人來輔助。上抬和下降時速度要緩慢。對某些人來說倒立是十分困難的動作，一旦成功倒立，練習和決心會讓你對做這個體位法變得更有信心。雙腿抬上去之後停留約三分鐘。這個姿勢適合在課程快要結束的時候做。

反姿勢：半橋式 (Setu Bandhasana, p.137); 腿向上靠牆式。

7

前臂與手部的肌肉

手腕與手共由 27 塊骨頭、無數條韌帶、許多肌肉和肌腱所組成,並形成前臂與發展手指良好動作功能的基礎。關節是兩塊骨頭之間的銜接處,而手臂這個部位有相當多的大小關節,這章將會談到跟瑜伽有關的主要關節。

橈尺關節

結構

橈尺關節 (Radioulnar Joint) 是橈骨和尺骨相互銜接之處,分別在近端 (靠近手肘) 和遠端 (靠近手腕) 兩處銜接。它是前臂的旋轉關節,是下犬式之類的體位法常會用到的地方。經常有人會將它與肘關節混淆,橈尺關節是另一個關節,被歸類為「車軸關節」,屬於單軸關節,只在水平面/橫切面活動。

動作

這個部位的動作包含了旋前和旋後。旋後動作最好的例子就是手掌心朝前,或是手掌心向上。橈骨向外旋轉與尺骨平行。旋前動作則是手掌心朝向後方或是向下,橈骨向內旋轉與尺骨交叉。

就這個關節區而言,鍛鍊的重點不在於肌肉的強化和伸展,比較重要的是旋前和旋後動作是否都有做到。比方說,在做戰士II (Virabhadrasana II) 時,前臂的姿勢原本是旋前,可以加入旋後的動作讓肩胛骨放鬆,並有助於運動到肩膀區域,雖然只是細微的活動但仍有正面的效果。當練習者感受到旋前和旋後的差異時,手臂可以再回到旋前的姿勢。

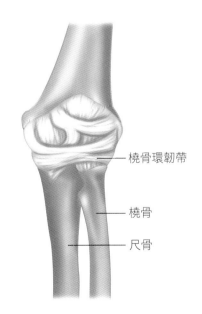

橈尺關節; a)近端

橈骨環韌帶

橈骨

尺骨

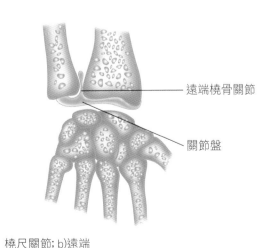

遠端橈骨關節

關節盤

橈尺關節; b)遠端

旋前圓肌 PRONATOR TERES

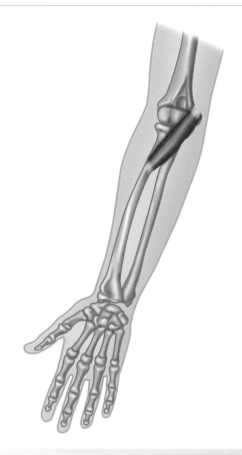

源於拉丁文

pronare 意指「向前彎曲」；teres 意指「圓的、形狀漂亮的」。

旋前圓肌是淺層前臂肌前群的一員，其它成員還包括橈側屈腕肌 (flexor carpi radialis)、掌長肌 (palmaris longus) 和尺側屈腕肌 (flexor carpi ulnaris)。

起點

肱骨頭：內側髁上嵴的下三分之一處以及屈肌的共同起點，肱骨內上髁前面。

尺骨頭：尺骨冠狀突的內側緣。

止點

橈骨的中外側表面，即旋前肌粗隆 (pronator tuberosity)。

作用

前臂旋前。輔助肘關節的彎曲動作。

支配神經

正中神經 (Median nerve), C6、C7。

基本功能性動作

例如：將容器內的水倒出來、轉動門把。

可能會傷害旋前圓肌的動作

重複性的轉動重量很重或是有阻力的物品。

會重度使用旋前圓肌的體位法

魚式 (Matsyasana)、
鷹式 (Garudasana Level I, 手心向外)、
反向桌式 (Reverse Table)、
手指朝向髖部的反向棒式
(Purvottanasana)、
戰士二式 (Virabhadrasana II)、
反向戰士式
(Viparita Virabhadrasana, 下位手臂)。

旋前方肌　PRONATOR QUADRATUS

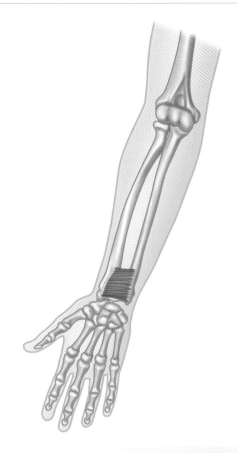

源於拉丁文

pronare 意指「向前彎」；quadratus 意指「方形的」。

旋前方肌是深層前臂肌前群的一員，其包含了屈指深肌 (flexor digitorum profundus) 和屈拇長肌 (flexor pollicis longus)。

起點

尺骨體前表面遠端四分之一處。

止點

橈骨體前表面遠端四分之一的外側。

作用

使前臂和手掌旋前，協助將橈骨和尺骨固定在一起，減輕下橈尺關節的壓力。

支配神經

正中神經的分支前骨間神經，C7、C8、T1。

基本功能性動作

轉動手部，使手掌心朝下，例如手心放開讓手裡的東西往下掉的動作。

可能會傷害旋前方肌的動作

重複性的轉動重量很重或是有阻力的物品。

會重度使用旋前方肌的體位法

魚式 (Matsyasana)、
鷹式 (Garudasana Level I, 手心向外)、
反向桌式 (Reverse Table)、
手指朝向髖部的反向棒式
(Purvottanasana)、
戰士二式 (Virabhadrasana II)、
反向戰士式
(Viparita Virabhadrasana, 下位手臂)。

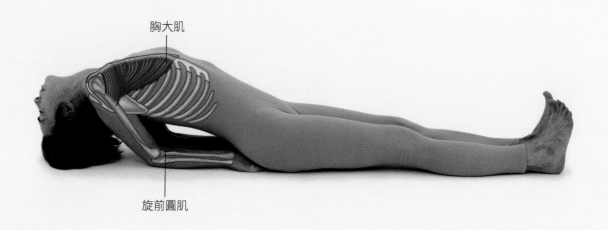

胸大肌

旋前圓肌

魚式如圖所示，這個體位法的重點主要是在胸部的極度伸展，需要運用到前臂旋前動作和手腕／手部伸展以支撐上半身。

matsya代表「魚」的意思。

(梵文發音：mott-see-AHS-anna)

注意要點：呼吸、肌力、伸展、胸部和腹部擴展、器官和上部脈輪的刺激。

動作與對齊：脊椎伸展到極度伸展，肩膀伸展，肩胛帶內收，肘關節彎曲，橈尺關節旋前，手腕和手部伸展，髖部和膝蓋伸展，腳踝背曲。心臟的位置要高於頭部，下半身伸展。

技巧：先採仰臥的姿勢，手臂置於身後往尾骨方向伸直；雙手枕於薦骨下方。胸廓上抬擴張時，骨盆往地面下壓。前臂支撐軀體上抬時，手肘會自然彎曲。頭部後仰放在地面、枕頭或是瑜伽磚上。

有用小提示：在做任何頭部朝下的體位法之前，最好先確認是否有血壓方面的問題或是眼睛視網膜的問題。可以放一個瑜伽磚在胸椎骨中段的下方做為支撐，做起來會比較輕鬆。這個姿勢適合在課程快結束時，閉上眼睛放鬆做。它是頭倒立式、肩倒立式等倒立平衡相關動作的反姿勢。

反姿勢：攤屍式 (Savasana, p.186)。

旋後肌 SUPINATOR

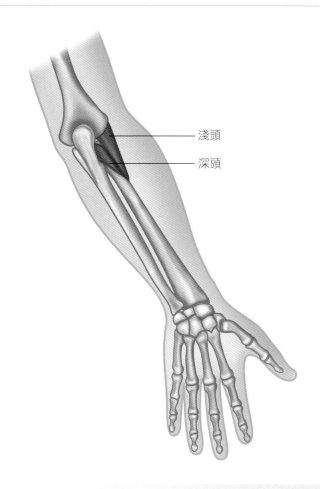

淺頭
深頭

源於拉丁文

Supinus 代表「位於背後」的意思。

旋後肌是深層前臂後側肌群的一員，幾乎完全被淺層肌群所覆蓋。

起點

肱骨下外側端（外上髁）和尺骨的上外側端和相關韌帶。

止點

橈骨上三分之一的遠端和外側表面。

作用

使前臂旋後。

支配神經

橈深神經（C5、C6、C7）。

基本功能性動作

例如：轉門把或轉螺絲起子。

肱二頭肌與肱橈肌有輔助旋後動作的作用，在手肘彎曲的狀態下，肱二頭肌會與旋後肌協同運作，讓前臂產生旋後動作。當需要從極度旋前變成旋後的狀態，肱橈肌會與旋後肌協同運作，輔助這個動作的完成。

可能會傷害旋後肌的動作

做球拍類運動時過度使用反手拍動作，或重複性的轉動很重或是有阻力的物體。

會重度使用旋後肌的體位法

鷹式第二級（Garudasana Level II）、
反向桌式（Reverse Table）或
反向棒式
(Purvottanasana, 手指朝向髖部的反方向)、
反向戰士式（Reverse Warrior, 上位手臂）。

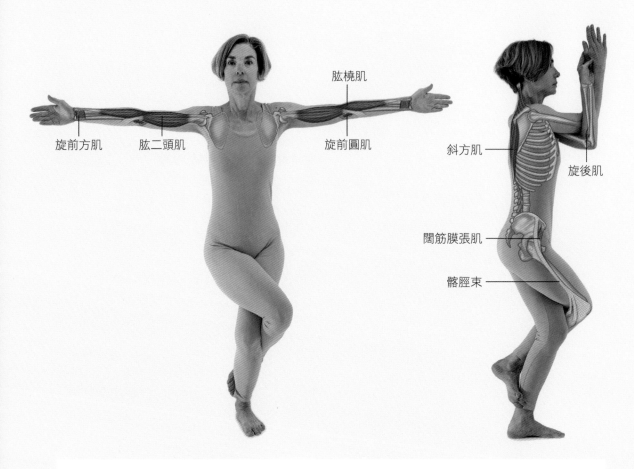

肱橈肌

旋前方肌　　肱二頭肌　　旋前圓肌

斜方肌

旋後肌

闊筋膜張肌

髂脛束

Garuda 是印度神話裡的鷹神。

(梵文發音：gah-roo-DAHS-anna)

注意要點：呼吸、肌力、伸展、平衡、核心肌群保持穩定、凝視 (目光專注)、力量、集中注意力。

動作與對齊：脊椎伸展，肩膀水平內收，肩胛帶旋前 (外展)，肘關節彎曲，橈尺關節旋後，髖部彎曲和內收，膝蓋彎曲，腳踝背曲。上半身從髖部到頭部盡量保持筆直。

技巧：手臂部分—先從山式開始，將手臂往兩側伸出去，然後回到身體前方，使雙肘上下交疊，兩隻手臂相繞，肩胛骨展開。彎曲手肘，轉動手部讓手掌相對。

腿部部分—單腳站立保持平衡，膝蓋稍微彎曲。將另一腿的大腿疊放在站立的大腿上，小腿轉到後方，腳背貼緊站立的小腿，形成雙腿纏繞環抱的樣子。鷹式可以擺在一系列站姿體位法快結束的時候做。

有用小提示：這個姿勢很特別，因為肩膀和髖部都要內收 (額切面)。骨盆底要上抬，同時緊縮核心肌群。腹部肌肉往上提的同時，尾骨下沉。眼神有力，目光朝前。可以把前腿腳趾放在站立腳的外側地板上，以輔助支撐。

反姿勢：山式 (Tadasana)。

腕關節和手部

結構

腕關節是手部支撐動作裡很重要的關節，又稱為橈腕關節 (Radiocarpal joint)，是橈骨和尺骨與腕骨 (近排腕骨) 連接的地方，近排腕骨由舟狀骨、月狀骨、三角骨和豆狀骨所組成。

遠排腕骨由斜方骨、稜形骨、頭狀骨、鉤狀骨所組成，此四塊骨頭與五個掌骨相接，掌骨再與近端指骨相接。每根手指都有三根指骨，唯有拇指只有兩根。整個手部便是由這些骨頭所構成。

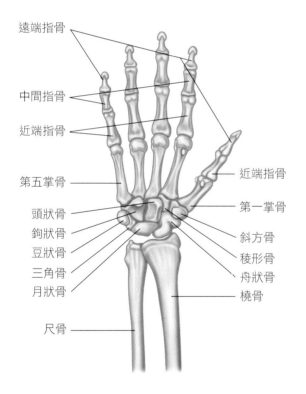

遠端指骨
中間指骨
近端指骨
第五掌骨
頭狀骨
鉤狀骨
豆狀骨
三角骨
月狀骨
尺骨
近端指骨
第一掌骨
斜方骨
稜形骨
舟狀骨
橈骨

動作

腕關節屬於髁狀關節 (condyloid joint)，它可以做彎曲、伸展、外展和內收的動作。這四個動作的組合可做到繞圈運動 (circumduction)。

在做瑜伽時，若用到手部做為支撐，腕關節通常會處於極度伸展的狀態 (向後彎曲)，剛好與腕關節向前彎曲狀態是完全相反的反姿勢。

腕掌關節 (carpometacarpal joint) 和掌指關節 (metacarpophalangeal joint) 都屬於髁狀關節。指間關節 (interphalangeal joint) 則屬於鉸鏈關節 (hinge joint)，可以讓手指產生彎曲和伸展的動作。

拇指被歸類於鞍狀關節 (saddle joint)。除了彎曲、伸展、外展和內收之後，還可以做「對掌」的動作，讓拇指可以輕易碰觸其他幾根手指。

人類手部的特殊構造能做到對掌的動作，有別於其它的靈長類動物，讓我們能夠生火、製造工具等等，進而建構成現在的世界。

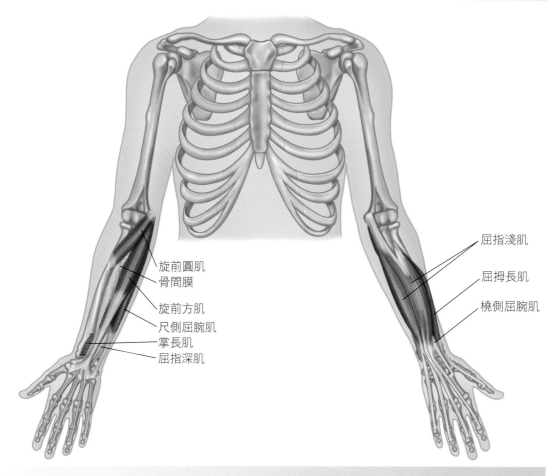

旋前圓肌
骨間膜
旋前方肌
尺側屈腕肌
掌長肌
屈指深肌

屈指淺肌
屈拇長肌
橈側屈腕肌

源於拉丁文

flex 源於拉丁文 flectere, 代表「彎曲」的意思。

腕屈肌群包含橈側屈腕肌、掌長肌和尺側屈腕肌。

起點

屈肌共同的起點, 肱骨內上髁前面 (也就是肱骨的下部內側端)。

止點

腕骨、掌骨和指骨。

作用

讓腕關節彎曲 (橈側屈腕肌亦會讓腕關節外展; 尺側屈腕肌亦會讓腕關節內收)。

支配神經

橈側屈腕肌:正中神經, C6、C7、C8。

掌長肌:正中神經, C6、C7、C8、T1。

尺側屈腕肌:尺神經, C7、C8、T1。

基本功能性動作

例如:將一條繩子往你的方向拉。揮動斧頭或鎚子。

當肌肉長期緊繃／縮短／過度使用時常會發生的問題

高爾夫球肘 (過度使用導致肱骨內上髁發炎的現象), 與腕隧道症候群。

可能會傷害腕屈肌群的動作

跌倒時用手撐地。

會重度使用腕屈肌群的體位法

增強肌力:手印 (Mudras), 此時前臂旋前, 握緊拳頭繞圈。

伸展肌肉:以手支撐平衡的體位法、桌式、雙手合十祈禱式 (Anjali Mudra) 和手臂反轉祈禱式 (雙手合十祈禱式改成手在背後合十)。

指屈肌群 FINGER FLEXORS

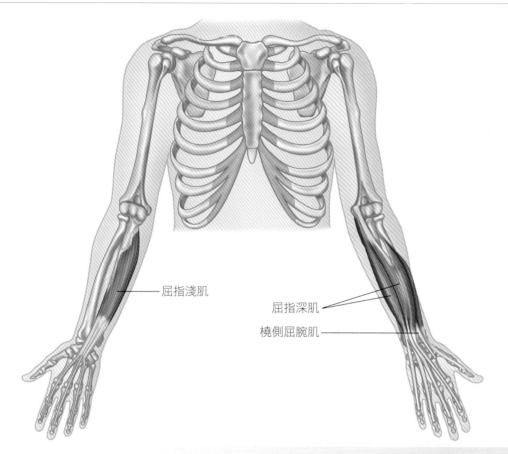

屈指淺肌

屈指深肌

橈側屈腕肌

源於拉丁文

flex 源於拉丁文 flectere，代表「彎曲」的意思。

指屈肌群包含屈指淺肌、屈指深肌。

起點

屈指淺肌：屈肌的共同起點，肱骨內上髁。尺骨冠突。橈骨前緣。

屈指深肌：尺骨內側表面和前表面。

止點

屈指淺肌：拇指之外的其它四指的中間指骨的兩側。

屈指深肌：遠端指骨的底部。

作用

屈指淺肌：彎曲每根手指的中間指骨。協助手腕彎曲。

屈指深肌：彎曲遠端指骨 (唯一一個具有此功能的肌肉)。

支配神經

屈指淺肌：正中神經，C7、C8、T1。

屈指深肌：肌肉的內側半邊，尺神經，C7、C8、T1；肌肉的外側半邊，正中神經，C7、C8、T1；有時尺神經會支配控制全部的肌肉。

基本功能性動作

提手提箱時的勾狀抓握 (Hook grip) 動作。轉動水龍頭時的用力抓握動作、打字、彈鋼琴以及演奏某些弦樂器。

當肌肉長期緊繃／縮短／過度使用時常會發生的問題

高爾夫球肘 (過度使用導致肱骨內上髁發炎的現象)，以及腕隧道症候群。

可能會傷害指屈肌群的動作

跌倒時用手撐地。

會重度使用指屈肌群的體位法

與腕屈肌群相同。

增強肌力：手印 (Mudras)，此時前臂旋前，握緊拳頭繞圈。

伸展肌肉：以手支撐平衡的體位法、桌式、雙手合十祈禱式 (Anjali Mudra) 和手臂反轉祈禱式 (雙手合十祈禱式改成手在背後合十)。

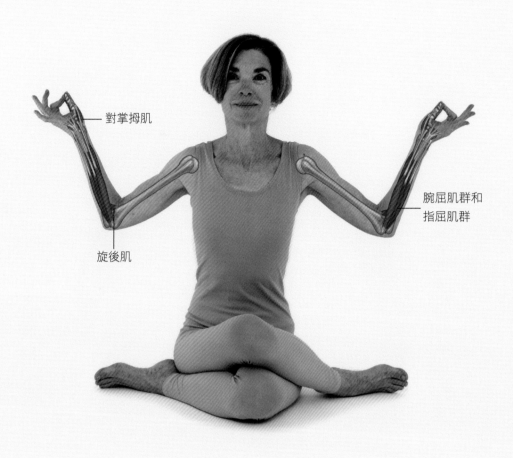

對掌拇肌

旋後肌

腕屈肌群和
指屈肌群

jnana 意指「知識、智慧」；mudra 意指「手印」。

(梵文發音：jan-ah-mooh-drah)

注意要點：身心合一、能量流、思緒清徹、溝通、療癒效果、恢復效果、專注於核心、內心平和。

動作與對齊：脊椎伸展、視個人情況彎曲髖部，手腕和手指彎曲。拇指與食指相碰（對掌）、身體前方開展。

技巧：先採坐姿，拇指與食指碰形成手印，驅動能量的產生和流動。

有用小提示：這個姿勢很適合在冥想的時候做，也可以配合呼吸法（pranayamas）一起做。食指代表木星，拇指代表自我。這個姿勢可以在課程中任何時候做，尤其是需要喚醒內在知覺的時候。這個手部的姿勢可以納入很多體位法裡。

反姿勢：攤屍式（Savasana, p.186）。

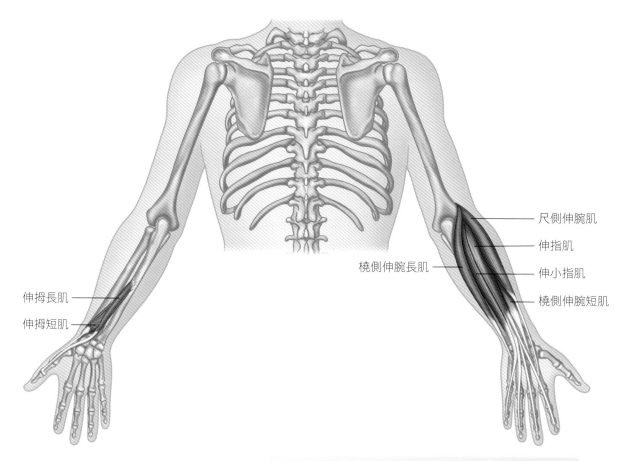

尺側伸腕肌
伸指肌
橈側伸腕長肌
伸小指肌
橈側伸腕短肌
伸拇長肌
伸拇短肌

源於拉丁文

extendere 代表「伸展」的意思。

腕伸肌群包含橈側伸腕長肌、橈側伸腕短肌和尺側伸腕肌。

起點

伸肌的共同起點，肱骨外上髁 (也就是肱骨的下部外側端)。

止點

掌骨背側表面。

作用

伸展手腕 (橈側伸腕長肌、橈側伸腕短肌還可以讓手腕外展；尺側伸腕肌還可以讓手腕內收)。

支配神經

橈側伸腕長肌、橈側伸腕短肌：橈神經，C5、C6、C7、C8。

尺側伸腕肌：橈深神經 (後骨間神經)，C6、C7、C8。

基本功能性動作

揉麵團、打字、清潔窗戶。

當肌肉長期緊繃／縮短／過度使用時常會發生的問題

網球肘 (過度使用導致肱骨外上髁發炎的現象)。

可能會傷害腕伸肌群的動作

跌倒時用手撐地。

會重度使用腕伸肌群的體位法

增強肌力： 以手支撐平衡的體位法，例如手倒立式 (Adho Mukha Vrksasana)。所有棒式相關的體位法。上犬式和下犬式 (Adho and Urdhva Mukha)。

伸展肌肉： 手指向手腕內側彎曲 (握拳) 以及手腕彎曲的動作。雙手緊扣和手腕繞圈的動作。

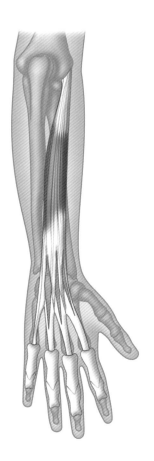

源於拉丁文

extendere 代表「伸展」的意思。

起點

伸肌的共同起點, 肱骨外上髁 (也就是肱骨的下部外側端)。

止點

四指所有指骨的背側表面。

作用

伸展手指。協助手指往遠離中指的方向外展 (手指分開)。

支配神經

橈深神經 (後骨間神經), C6、C7、C8。

基本功能性動作

放開握在手裡的東西。

可能會傷害指伸肌群的動作

跌倒時用手撐地。

會重度使用腕伸肌群的體位法

與腕伸肌群相同。

增強肌力：以手支撐平衡的體位法, 例如手倒立式 (Adho Mukha Vrksasana)。所有棒式相關的體位法。上犬式和下犬式 (Adho and Urdhva Mukha)。

伸展肌肉：手指向手腕內側彎曲 (握拳) 以及手腕彎曲的動作。雙手緊扣和手腕繞圈的動作。

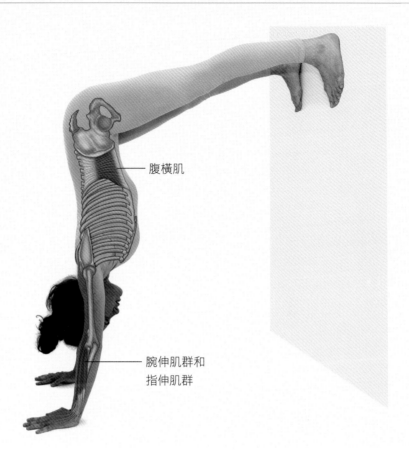

腹橫肌

腕伸肌群和
指伸肌群

adho 意指「向下」；mukha 意指「臉」；vrksasana意指「樹」。

(梵文發音：ahd-hoh moo-kah vrik-SHAHS-anna)

注意要點：呼吸、肌力、保持穩定、核心肌群、支撐力、平衡、精神充沛、決心、平心靜氣。

動作與對齊：脊椎伸展，肩膀彎曲，肩胛帶保持穩定，手肘／手腕／手指伸展，髖部和膝蓋伸展，腳踝背曲或蹠曲。軀體中立位，身體對齊方式與山式相同，只是上下反轉顛倒。

技巧：上面圖示的體位法是第一級，髖部彎曲，腳底靠在牆上（第二級是完整的手倒立式，係利用兩隻手臂支撐全部的身體重量）。一開始先背向牆站立，與牆間隔約一條腿的距離。上半身向前彎曲（站姿前彎式），將雙手放在地上，然後把腳後跟向後靠在牆壁的底部，形成下犬式的姿態。這裡進行數次呼吸，讓手臂和整個身體充分暖身。

將肩膀移動至手腕正上方，雙腳開始順著牆面向上走，一次移動一條腿，直至軀體和腿部形成倒 L 形。維持這個姿勢一分鐘，核心肌群和手臂在此時必須用力，以保持姿勢的平衡。

有用小提示：在做任何頭部朝下的體位法之前，最好先確認是否有血壓方面的問題或是視網膜方面的眼睛問題。做這個體位法最好能利用牆壁，因為它對肩膀和手臂而言，屬於肌力強度極高的運動，肌力不夠可能會有跌落的風險。一旦掌握了前述的技巧，接下來就可以試著面向牆壁，雙腿往上蹬、伸直，形成只靠雙手支撐的手倒立式。可以請另一個人站在旁邊輔助練習者，並協助矯正姿勢和位置。這個體位法適合在課程快結束的時候做。

反姿勢：

魚式 (Matsyasana, p.120)、
半橋式 (Setu Bandhasana, p.137)、
嬰兒式 (Balasana, p.146)。

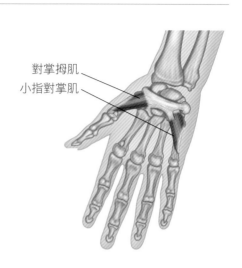

對掌拇肌
小指對掌肌

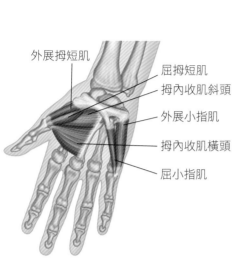

外展拇短肌

屈拇短肌
拇內收肌斜頭
外展小指肌
拇內收肌橫頭
屈小指肌

這些肌肉在瑜伽裡，通常是在做手印時才會成為強調的重點。這些肌肉能驅動拇指的鞍狀關節產生動作。對掌動作也需要用到這裡的關節，讓拇指能夠個別碰觸其他的手指頭。該動作所涉及的肌肉是位於手掌區域。

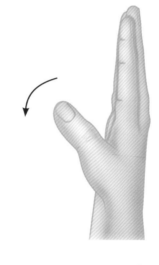

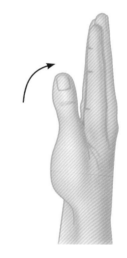

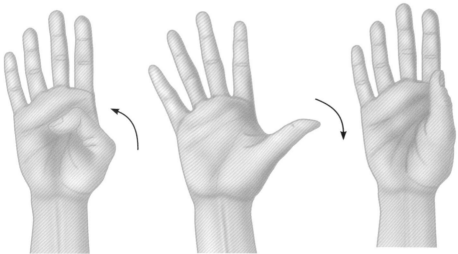

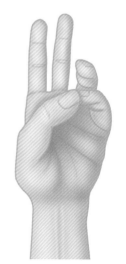

拇指的各種對掌動作

8

髖部的肌肉

髖關節

髖關節亦稱為髂股關節 (iliofemoral joint)，是人體裡面最大的球窩關節，對瑜伽而言，也是在各種不同體位法裡很常運用到的一個關節。它在站姿體位法裡，不論是單腳站立還是雙腳站立，甚至是髖部隨著脊椎一同伸展的後仰彎弓式裡，都扮演著舉足輕重的角色。

髖關節在上半身前彎時始終處於彎曲的狀態。在坐姿體位法裡，例如蓮花坐，雖然不需要強力收縮肌肉，但是髖部要彎曲並向外旋轉。涉及俯臥的體位法裡，例如眼鏡蛇式和弓式，會伸展到髖部屈肌群，並且運用到髖部伸肌群的肌力，與仰臥的體位法有很大的差別。與手臂平衡有關的體位法，也需要髖關節的參與。

結構

髂股關節原文 "iliofemoral" 中的 "ilio" 係指髂骨 (iliac bone)，它是骨盆的一部分，也是骨盆髖臼 (凹窩狀) 的組成部分之一，這個關節窩與股骨頭 (球狀) 形成了球窩關節。

在人體結構裡，骨盆如同基石，兩根股骨 (大腿骨) 則是支撐這個拱形結構的重要成員。這整個完整的結構能讓髖關節維持穩定和平衡。

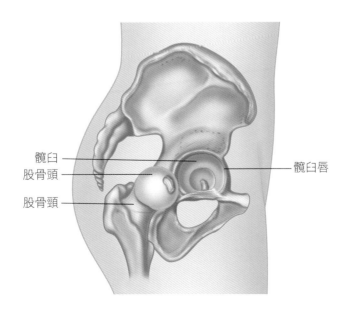

髖臼
股骨頭
股骨頸
髖臼唇

結締組織

此部位有三條大韌帶要特別說明。

髂股韌帶 (又稱 Y 韌帶)，它能提供髖關節前側的支撐，並限制髖部伸展和外轉的幅度。在做伸展動作時要留意這個地方，因為韌帶過度伸展有可能會造成它無法回復到原始的長度，進而導致關節不穩定。這樣的狀況會發生在任何一個關節上，當學生做瑜伽時，試圖超越身體的限制，經常會發生過度伸展的狀況。

坐股韌帶起始於髖臼邊緣，並跨越關節延伸至股骨。**恥股韌帶**從恥骨開始伸展至 Y 韌帶的纖維。三條韌帶共同擔負起穩定和固定關節的工作，另外還有一些比較小條的韌帶包圍在髖關節、腰椎關節、薦髂關節附近，也具有輔助穩定的效果。

髖臼唇是位於髖臼邊緣的環狀結締組織，具有保護和穩定髖關節的作用。這裡會提到髖臼唇是因為它可能會受損，甚至產生撕裂傷，進而導致髖關節區域疼痛。結構上的問題、急性拉傷或是不當使用都會導致這個現象發生，而某些瑜伽姿勢有助於改善。

動作

大腿前側的肌肉能彎曲髖部，大腿外側肌肉能使髖部外展。大腿後側肌肉與髖部伸展有關，大腿內側肌肉則負責內收動作。這些肌肉大多數也能驅動髖部向外旋轉或向內旋轉的動作。

有一個由六塊肌肉組成的深層髖旋轉肌群，能夠微調向外旋轉的動作並穩定薦骨區域。大腿後側另一個重要組成成員是髂脛束 (簡稱 ITB)，能維持膝蓋的穩定，這條筋膜組織由臀大肌和闊筋膜張肌一同構成，從骨盆開始往下延伸，跨越過膝蓋。

肌肉

驅動髖部活動的肌肉從骨盆開始往下延伸至股骨，有的雙關節肌甚至跨越過膝關節。由數塊大肌肉構成大腿，並驅動各種髖部的動作。

瑜伽是能夠讓髖關節在三個切面上均衡進行肌肉強化和伸展動作的運動。在戰士式裡，能強化前腿髖屈肌群的肌力，並拉長伸展後腿的髖屈肌群。在樹式裡，能強化站立腿的肌力，上抬腿則是視肌肉而定，能強化肌力或是伸展肌肉。有關髖部肌肉與相關的瑜伽體位法在本章後續，會搭配圖示進一步說明。

本章將相關肌肉分成屈肌、伸肌等不同類型來介紹，介紹完同一類型的肌肉之後，再介紹與其有關的體位法，其中一個是強化肌力的體位法，另一個是伸展肌肉的體位法。有很多體位法都會運用到這些區域。

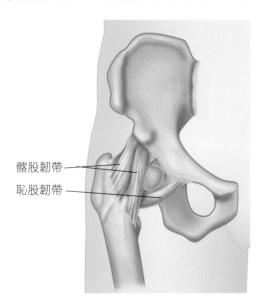

髂股韌帶
恥股韌帶

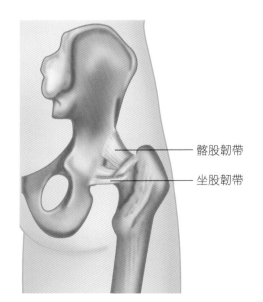

髂股韌帶
坐股韌帶

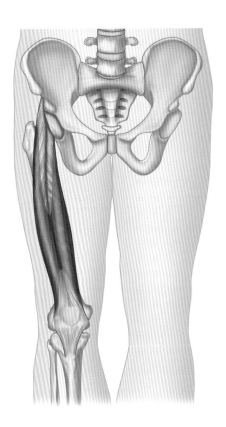

源於拉丁文

rectus 意指「直的」；femoris 意指「大腿的」。

股直肌是股四頭肌的一部分，股四頭肌還包含股內側肌 (vastus lateralis)、股中間肌 (vastus medialis) 和股外側肌 (astus intermedius)，後由這三塊肌肉與髖部動作無關，只與膝蓋的動作有關。

股直肌在起點有兩個頭：反折頭，在四足動物的肌肉裡也能看到這個肌肉組織；直頭似乎只有人類才有，是由人類的直立姿勢所發展出來的。股直肌是紡錘形的雙羽狀肌，其在髖關節只負責一個動作，那就是彎曲。

起點

直頭 (前頭)：髂前下棘。

反折頭 (後頭)：髖臼上緣的溝 (在髂骨上)。

止點

髕骨，然後經由髕韌帶／股四頭肌韌帶連接到脛骨粗隆。

作用

伸展膝關節 (第9章) 和彎曲髖關節 (尤其是兩者合併的動作，像是踢球)。在走路的過程中，當腳跟觸地時能避免膝蓋彎曲。

支配神經

股神經 (femoral nerve)，L2、L3、L4。

基本功能性動作

例如：走上樓梯的動作，騎腳踏車。

可能會傷害股直肌的動作

跳躍時落地的動作不正確，久坐會讓股直肌變弱。

會重度使用股直肌的體位法

大部分的站姿體位法。

增強肌力：手抓腳趾單腿站立式 (Utthita Hasta Padangusthasana)。戰士一式、二式、三式 (Virabhadrasanas I、II、III) 的前腿，手倒立式 (Vrksasana)，船式 (Navasana)。

伸展肌肉：弓式 (Dhanurasana)，戰士一式、二式、三式的後腿，弓箭步 (Anjaneyasana)，與後仰彎弓的雙腿。

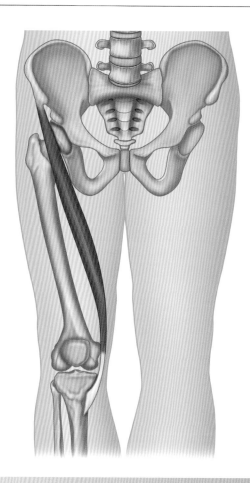

源於拉丁文

sartor 代表「縫匠」的意思。

縫匠肌是人體裡最長的帶狀肌肉。該肌肉上三分之一的內緣形成股三角 (femoral triangle) 的外緣 (內收長肌形成內緣, 腹股溝韌帶形成上緣)。縫匠肌負責下肢盤腿而坐的動作, 如同以前的裁縫匠的坐姿一樣 (其拉丁文學名的由來), 盤腿坐姿也是常見的冥想和瑜伽姿勢。

起點

髂前上棘與緊臨其下方的區域。

止點

脛骨內側表面的上部, 靠近前緣的地方。

作用

彎曲髖關節 (在走路或跑步時, 協助帶動腿部向前)。外轉和外展髖關節。彎曲膝關節。在屈膝狀態下, 協助產生脛骨相對於股骨的內轉動作。將腳跟放在對側膝蓋上剛好可以用來說明上述的動作 (可做為伸展髂脛束和梨狀肌的開始動作)。

支配神經

股神經的兩個分支, L2、L3、L4。

基本功能性動作

例如：盤腿坐姿。

可能會傷害縫匠肌的動作

踢太重的球。久坐, 會讓縫匠肌變弱。

會重度使用縫匠肌的體位法

請參考股直肌的體位法 (p.133), 除此之外還有簡易坐 (Sukhasana)、蓮花坐 (Padmasana)。

伸展肌肉：仰臥英雄式 (Supta Virasana)。

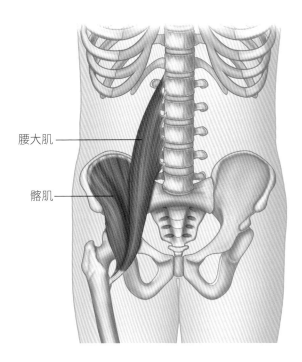

腰大肌 ——

髂肌 ——

源於希臘文和拉丁文

希臘文的 psoa 意指「腰部的肌肉」。拉丁文的 major 意指「較大的」；iliacus 意指「與腰部有關的」。

腰大肌和髂肌因為其所在的位置，加上具有保護腹腔臟器的緩衝作用，因此被視為後腹壁的一部分。然而，這些肌肉的主要作用，尤其是髂肌，是讓髖關節彎曲；因為腰大肌分佈於腰椎和髖部，所以它的功能比較偏向穩定肌 (請見第 4 章)。

腰小肌通常也會被視為是髂腰肌群的一員，但有些人並沒有腰小肌，所以本頁圖示沒有特別畫出來。

起點

腰大肌：所有腰椎骨 (L1－L5) 的橫突底部。第 12 胸椎骨體和所有的腰椎骨 (T12－L5)。每個腰椎骨上方的椎間盤。

髂肌：髂窩的上三分之二。腰薦關節和薦髂關節的前韌帶。

止點

股骨小轉子。

作用

腰大肌：主要的角色是腰椎和髖關節的穩定肌，作用力弱的屈肌。

髂肌：是髖關節的強力屈肌 (與縫匠肌協同運作，讓大腿彎曲和外轉，例如踢足球的動作)。

支配神經

腰大肌：腰椎神經的腹支，L1、L2、L3、L4。

髂肌：股神經，L1、L2、L3、L4。

基本功能性動作

例如：向上走階梯或向上走斜坡的動作。

當肌肉長期緊繃或縮短時常會發生的問題

腰椎曲度增加 (前凸) 所導致的下背部疼痛。髂腰肌群兩側攣縮緊繃時，會使腰椎前凸的程度加劇。

會重度使用髂腰肌群的體位法

請參考股直肌裡所談到的體位法 (p.133)。

增強肌力：手抓腳趾單腿站立式 (Utthita Hasta Padangusthasana)。

伸展肌肉：半橋式 (Setu Bandhasana)。

手抓腳趾單腿站立式第二級
Utthita Hasta Padangusthasana (Extended Hand-to-Big-Toe Balance) Level II

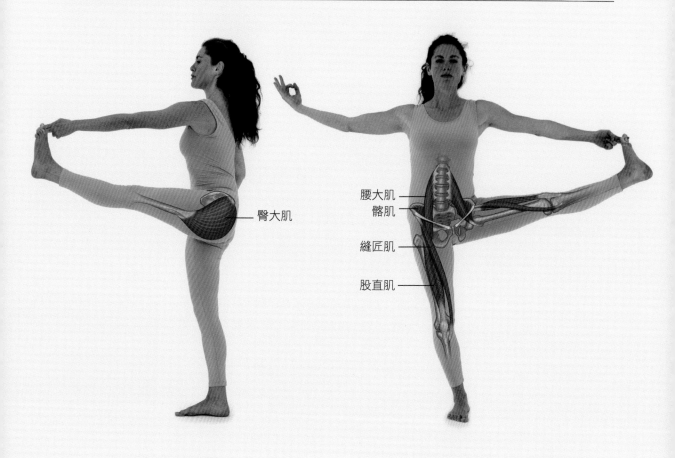

臀大肌

腰大肌
髂肌
縫匠肌
股直肌

utthita 意指「伸展的」；hasta 意指「手」；pada 意指「腳」；angusta 意指「大拇趾」。

(梵文發音：oo-TE-ta ha-stah pad-ahn-goos- TAHS-anna)

注意要點：呼吸、肌力、伸展、平衡、核心肌群、集中注意力、凝視 (目光專注)。

動作與對齊：脊椎伸展，肩膀保持穩定，髖部彎曲到向外旋轉，膝蓋伸展，腳踝背曲。單腳站立側從頭到腳對齊成直線。

技巧：先從山式開始。隨著一腿舉起離開地面，膝蓋彎曲靠向胸部的同時，將重量移至另一隻站立的腳上。

用手抓著舉起的腿部的大拇趾，逐漸將腿部向前方伸展。如果可以的話，手放開大拇趾，讓腿部平舉與地面呈平行，同時脊椎要向上伸直。只要髖屈肌和髖伸肌已熱身過，就可以做這個體位法。

有用小提示：在做這個單腳平衡的體位法時，很重要的一點是，在腿部伸展至前方時，身體不能往後傾。利用牆壁或一條帶子以輔助支撐，骨盆要保持置中。若想提高挑戰性，可以將腿部向側邊伸展，眼睛往舉起腿的反方向看。若伸直有困難，也可以讓舉起的腿部膝蓋彎曲。左圖的臀大肌是處於伸長的狀態。

反姿勢：山式 (Tadasana)。

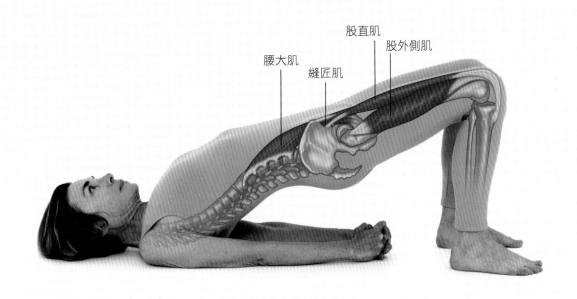

股直肌

股外側肌

腰大肌

縫匠肌

setu 意指「橋」；bandha 意指「鎖」。

(梵文發音：Set-too bahn-DAHS-anna)

注意要點：呼吸、伸展、肌力、刺激、循環、平心靜氣、貝療癒效果。

動作與對齊：脊椎極度伸展，肩膀保持穩定，髖部伸展，膝蓋彎曲。肩膀平穩地置於地板上，膝蓋位於足部的正上方。

技巧：先平躺在地面上，然後膝蓋彎曲，腳底平貼地板，雙腳打開與髖部同寬。將雙手放在髖部兩側，掌心朝下，將手指朝向腳跟。將骨盆上抬離開地面，盡可能與膝蓋同高。等髖部抬得夠高之後，雙手在髖部下方相扣，讓肩胛骨向彼此靠近。

有用小提示：若想讓這個姿勢能夠做得更舒適輕鬆，可以在薦骨下放瑜伽磚做為支撐。它是一個很好的開胯動作，只要有需要，可以在課程中任何時候做。

反姿勢：攤屍式 (Savasana, p.186)。

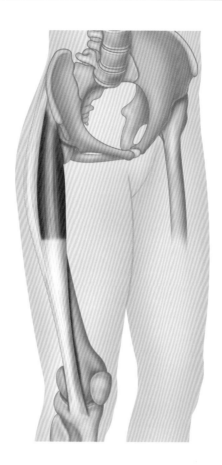

源於拉丁文

tendere 意指「伸展、拉曳」；fasciae 意指「片狀的」；latae 意指「寬廣的」。

這塊肌肉位於臀大肌的前面，髖部的外側。

起點

髂嵴外側唇的前部與髂前上棘的外側表面。

止點

在股骨大轉子下方與髂脛束相連接。

作用

使髖關節彎曲、外展、內轉。拉緊闊筋膜，藉此穩定膝蓋。調整臀大肌所產生之旋轉力量的方向。

支配神經

臀上神經 (superior gluteal nerve), L4、L5、S1。

基本功能性動作

例如：走路。

可能會傷害闊筋膜張肌的動作

過度的跑步、健行、騎腳踏車和蹲下的動作。

會重度使用闊筋膜張肌的體位法

增強肌力：門閂式 (Parighasana)、三角前彎式 (Prasarita Padottanasana), 大部分的站姿體位法, 因為需要外展肌保持穩定。

伸展肌肉：仰臥脊椎扭轉式 (Supta Matsyendrasana), 單腿鴿式 (Eka Pada Kapotasana) 的前腿。

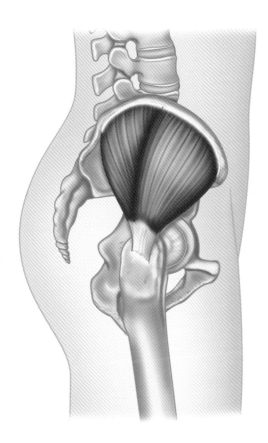

源於希臘文與拉丁文

gloutos 在希臘文中意指「臀部」。medius 在拉丁文裡意指「中間的」。

臀中肌大部分都深藏於臀大肌之下，被其所遮蓋，但是會在臀大肌和闊筋膜張肌之間露出表面。在行走的時候，臀中肌和臀大肌協同運作，防止腳離地那一側的骨盆往下掉。

起點

髂骨的外側表面，位於髂嵴下方，介於臀前線和臀後線之間。

止點

股骨大轉子外側表面上的斜嵴。

作用

使髖關節外展。前半部肌肉能讓髖關節內轉，並協助彎曲。後半部肌肉能協助髖關節外轉。

支配神經

臀上神經 (superior gluteal nerve), L4、L5、S1。

基本功能性動作

例如：往側邊跨過某個物體，像是低矮的柵欄。

想知道哪些動作可能會傷害臀中肌，以及哪些體位法會使用到臀中肌，請參考 p.138 的闊筋膜張肌。

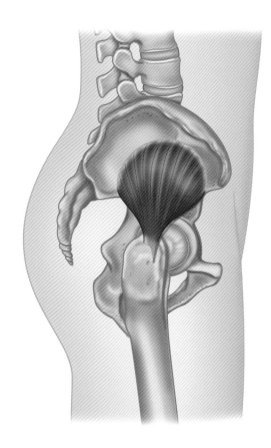

源於希臘文與拉丁文

gloutos 在希臘文中意指「臀部」。minimus 在拉丁文裡意指「最小的」。

臀小肌位於臀中肌的前下方深處，被臀中肌所掩蓋。

起點

髂骨的外側表面，介於臀前線和臀後線之間。

止點

股骨大轉子的前緣。

作用

使髖關節外展和內轉，並能協助髖關節彎曲。

支配神經

臀上神經 (superior gluteal nerve), L4、L5、S1。

基本功能性動作

例如：往側邊跨過某個物體，例如低矮的柵欄。

可能會傷害臀小肌的動作

過度的跑步、健行、騎腳踏車和蹲下的動作。

會重度使用臀小肌的體位法

增強肌力：門閂式 (Parighasana，或稱橫木式)。

伸展肌肉：仰臥脊椎扭轉式 (Supta Matsyendrasana)。另外，也請參考闊筋膜張肌的體位法 (p.138)。

門閂式 (橫木式) 第一級 (強化並伸展髖外展肌)
Parighasana (Crossbar or Gate Pose) Level I

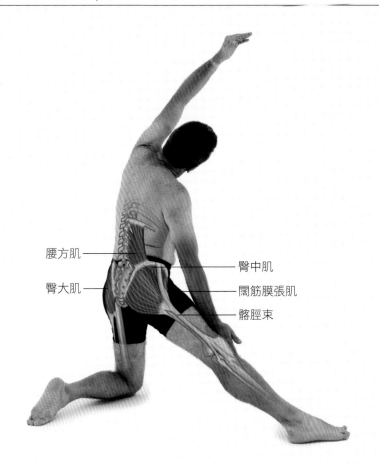

腰方肌

臀大肌

臀中肌

闊筋膜張肌

髂脛束

parigha 代表「門閂」的意思。

(梵文發音：par-eh-GOSS-anna)

注意要點： 呼吸、肌力、伸展、側向動作、核心肌群、平衡。

動作與對齊： 脊椎側向彎曲，肩胛帶旋轉、肩關節外展、髖部外展、膝蓋彎曲和伸展。身體保持在額切面上。

技巧： 先採跪姿，一條腿向側邊伸展，膝蓋和腳趾朝向前方。兩隻手臂向側邊伸展，骨盆保持水平。脊椎伸直往上，然後朝伸直腿部的那個方向彎曲，伸直腿部的對側手臂往頭部上方伸展；肩膀下壓，下位手的手背可置於伸直腿部的小腿內側。目光朝前。

若想要更多的伸展，可以將軀體上抬，往另一側傾斜，然後上抬伸直的腿部，維持住姿勢並保持平衡。

有用小提示： 若想讓動作有一點變化，可以讓伸直的腿部向外旋轉。兩側的肋骨需要拉長。若膝蓋有受傷的人，可以在椅子上做這個姿勢。最好能在課程裡加入這個體位法，因為它能讓身體在額切面上活動，而大多數的瑜伽體位法是屬於矢狀切面的活動。保持平衡是重要關鍵。這個體位法可以在課程當中任何時候做。

反姿勢： 將軀體上抬，往另一側傾斜，然後換邊做。

仰臥脊椎扭轉式 / 仰臥魚王式第一級 (伸展髂脛束)
Supta Matsyendrasana (Reclined or Supine Spinal Twist) Level I

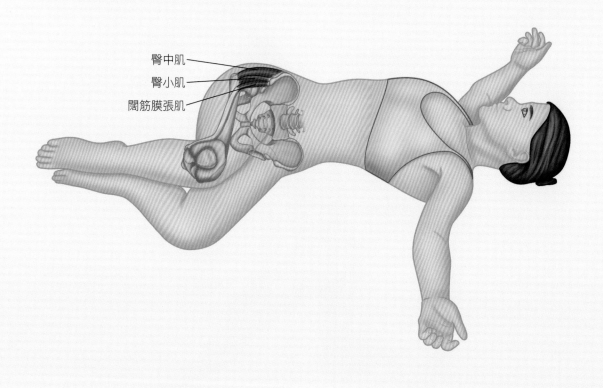

臀中肌
臀小肌
闊筋膜張肌

supta 意指「仰臥」；matsyendrasana 意指「魚王」。

(梵文發音：Soop-tah MAHT-see-en-DRAHS-anna)

注意要點：呼吸、伸展、脊椎放鬆、鬆弛、改善消化、器官的按摩。

動作與對齊：脊椎旋轉，肩關節外轉，髖部彎曲和內收，膝蓋彎曲。肩胛骨維持在地板上，脊椎伸長。

技巧：先仰臥躺在地上。雙手抱膝於胸前，然後將兩隻手臂向兩側伸出去。讓雙腿側向一邊置於地板上，頭部可轉向腿的對側增加頸部區域的旋轉活動。此時最好能呼吸並休息。把腿部往上抬，回到中間的位置，吐氣以緊縮核心肌群。

若想增加一點變化，可將一腿往上伸直，跨越至對側，以得到更多的伸展，或是下位腿伸直。

有用小提示：下背部或髖部有問題的人，建議當腿側向一邊時，在膝蓋下方墊一條毯子或瑜伽磚，減少脊椎扭轉的程度。如果有肩膀的問題，手臂不要伸出去。這個姿勢最好在課程一開始或是最後的時候做。是伸展薦髂關節和髂脛束 (ITB) 很好的動作。髂脛束是連接臀大肌和闊筋膜張肌的帶狀結締組織，從大腿外側一直延伸到膝蓋外側下方，很容易處於緊繃狀態。

反姿勢：攤屍式 (Savasana, p.186)。

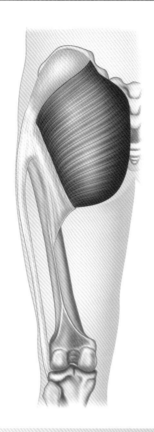

源於希臘文和拉丁文

gloutos 在希臘文裡意指「臀部」。
maximus 在拉丁文裡意指「最大的」。
臀大肌是人體裡最厚、最重的一塊肌肉。

起點

髂骨外側面位於臀後線之後以及其上方和後方的骨頭部分。相鄰的薦骨和尾骨後表面。薦骨粗隆韌帶 (Sacrotuberous ligament)。豎脊肌的肌腱膜。

止點

遠端部分的深層肌肉纖維：股骨臀肌粗隆。
其餘部分的肌肉纖維：闊筋膜髂脛束。

作用

上半部肌肉纖維：使髖關節外轉。輔助髖關節外展。

下半部肌肉纖維：使髖關節伸展及外轉 (跑步或是從坐著的狀態起身時的強力伸展)。伸展軀體。輔助髖關節內收。在止點處與髂脛束相接, 協助膝蓋在伸展時保持穩定。

支配神經

臀下神經, L5、S1、S2。

基本功能性動作

例如：向上走階梯。從坐著的狀態起身。

可能會傷害臀大肌的動作

過度的跳躍、跑步、健行、騎腳踏車、爬樓梯和蹲下的動作。

會重度使用到臀大肌的體位法

增強肌力：半橋式 (Setu Bandhasana)、戰士一式、二式、三式 (Virabhadeasabas I、II、III) 的後腿、涉及後仰彎弓動作的體位法, 例如眼鏡蛇式 (Bhujangasana)、蝗蟲式 (Salabhasana)、駱駝式 (Ustrasana)、輪式 (Urdhva Dhanurasana)。

伸展肌肉：嬰兒式 (Balasana)、快樂嬰兒式 (Ananda Balasana)、與仰臥扭轉有關的體位法, 以及涉及上半身前彎的體位法。

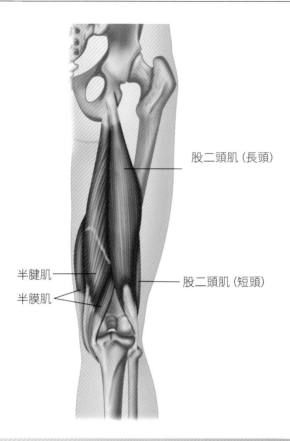

股二頭肌 (長頭)

半腱肌

半膜肌

股二頭肌 (短頭)

源於希臘文和拉丁文

hamme 在希臘文裡意指「腿部背面」，stringere 在拉丁文裡意指「靠攏、拉近」。腿後肌群由三塊肌肉所組成。從內側至外側分別為半膜肌、半腱肌和股二頭肌。

起點

坐骨粗隆 (坐骨)。股二頭肌還有另一個起點在股骨背面。

止點

半膜肌：脛骨內側髁背面 (脛骨上內側部分)。

半腱肌：脛骨體的上內側表面。

股二頭肌：腓骨頭 (頂部)。脛骨外側髁 (脛骨上外側部分)。

作用

彎曲膝關節。伸展髖關節。半膜肌和半腱肌能讓小腿在屈膝狀態下內轉。股二頭肌能讓小腿在屈膝狀態下外轉。

支配神經

坐骨神經分支, L4、L5、S1、S2、S3。

基本功能性動作

在跑步時，能在腿部向前擺動這個動作完結時，讓腿部能夠減速，並避免上半身往前彎曲。

當肌肉長期緊繃或縮短時常會發生的問題

下背部疼痛、膝蓋疼痛、腿部長度產生差異 (長短腿)，會限制到走路或跑步時的步距。

可能會傷害到腿後肌的動作

沒有足夠的熱身，就突然進行肌肉拉伸的動作 (例如，向前踢、劈腿)。

會重度使用到腿後肌的體位法

增強肌力：弓式 (Dhanurasana)。另外請參考臀大肌裡談到的體位法。

伸展肌肉：嬰兒式 (Balasana)，涉及上半身前彎時膝蓋伸直的體位法，像是坐姿前彎式 (Paschimottanasana)、下犬式 (Adha Mukha Svanasana) 和鋤式 (Halasana)。

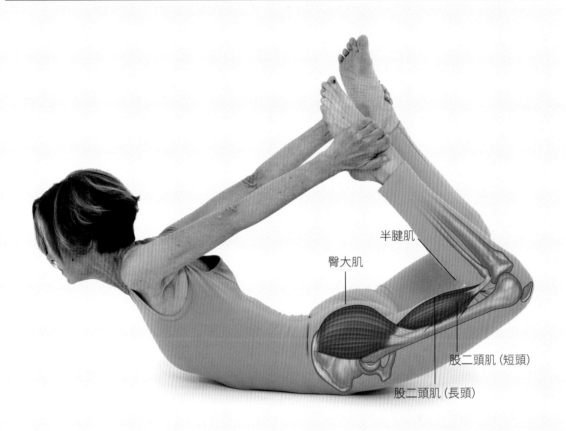

半腱肌

臀大肌

股二頭肌 (短頭)

股二頭肌 (長頭)

dhanu 代表「弓」的意思。

(梵文發音：don-ur-AHS-anna)

注意要點：呼吸、伸展、肌力、胸部擴張、彈性、刺激器官。

動作與對齊：脊椎極度伸展，肩胛帶內放，肩關節極度伸展，髖部伸展，膝蓋彎曲到伸展，腳踝背曲。身體向上彎曲如同弓的形狀，肩膀和膝蓋同高。

技巧：俯臥躺在地上。第一級的做法：彎曲一隻腿的膝蓋，用同側手抓住彎曲腿部的腳踝，往頭部方向拉，大腿和上半身向上抬起。對側手臂向前伸出，然後換邊重複相同的動作。第二級的做法：兩條腿同時彎曲一起做，兩個膝蓋盡量靠近。目光朝向前方。

有用小提示：最好先做第一級做為熱身，再做第二級。利用雙足往手推壓的力量，讓胸部上抬。深呼吸。這個體位法通常是在課程快結束，需要做開胯動作，脊椎已經熱身足夠的時候做。第二級是比較劇烈的後仰彎弓動作。

反姿勢：鱷魚式 (Makarasana, p.83)。

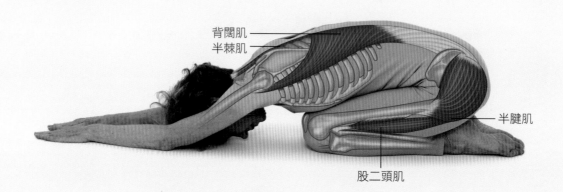

背闊肌
半棘肌
半腱肌
股二頭肌

bala 代表「嬰孩」的意思。

(梵文發音：baa-LAHS-anna)

注意要點：呼吸、伸展、肌力、平心靜氣、刺激器官、放鬆、恢復效果。

動作與對齊：脊椎彎曲, 肩胛帶向上旋轉 (手臂向前伸展), 肩關節彎曲, 髖部和膝蓋彎曲, 腳踝蹠曲。身體位於矢狀切面。

技巧：先從如金剛坐的跪姿開始。上半身向前彎曲靠在大腿上面 (大拇趾併攏, 膝蓋稍微分開)。臀部往腳跟坐或置於其上方。兩隻手臂向前伸, 或是放在身體兩側。維持這個姿勢約一分鐘或更久的時間, 讓身體充分放鬆。

有用小提示：如果有髖部、膝蓋或腳踝的問題, 可在臀部和腳踝之間放一條毯子。也可以躺在瑜伽枕上。如果頸部不適, 可以將頭部枕在雙手上或是毯子上。這個姿勢可以充分伸展脊椎, 在任何覺得需要休息放鬆的時候做。

反姿勢：攤屍式 (Savasana, p.186)。

內收大肌、內收短肌、內收長肌
ADDUCTORS MAGNUS, BREVIS, LONGUS

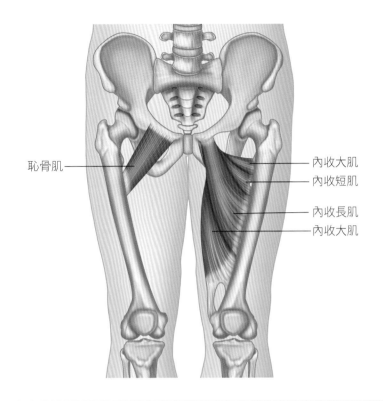

恥骨肌

內收大肌
內收短肌
內收長肌
內收大肌

源於拉丁文

adducere 意指「使導向」；magnus 意指「大的」；brevis 意指「短的」；longus 意指「長的」。

內收大肌是內收肌群裡最大塊的肌肉，內收肌群還包括內收短肌和內收長肌。內收長肌在二者當中位於最前面。內收長肌的上部肌肉纖維的外緣形成股三角的內緣（縫匠肌形成外緣；腹股溝韌帶形成上緣）。

起點

恥骨（恥骨支）的前部。內收大肌還有另一個起點在坐骨粗隆。

止點

股骨從髖部至膝蓋的整個內側。

作用

使髖關節內收和外轉。

支配神經

內收大肌：閉孔神經（obturator nerve），L2、L3、L4。坐骨神經，L4、L5、S1。

內收短肌和內收長肌：閉孔神經，L2、L3、L4。

基本功能性動作

例如：上下車時將後腿帶入車內（上車）或帶出車外（下車）。

當肌肉長期緊繃或縮短時常會發生的問題

鼠蹊部拉傷。

可能會傷害內收大肌、內收短肌、內收長肌的動作

沒有足夠熱身，就做劈腿或高側踢。

會重度使用到這些肌肉的體位法

增強肌力：金字塔式（Parsvottanasana），所有利用內收肌群做為穩定肌的站姿體位法。

伸展肌肉：束角式（Baddha Konasana）、快樂嬰兒式（Ananda Balasana）、坐角式（Upavistha Konasana）、三角前彎式（Prasarita Padottanasana）。

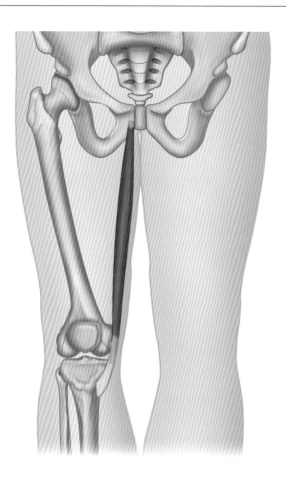

源於拉丁文

gracilis 代表「纖細」的意思。

股薄肌沿著大腿內側往下延伸，位於半膜肌的前面。

起點

恥骨聯合的下半部與下恥骨支。

止點

脛骨體內側表面的上部。

作用

使髖關節內收、使膝關節彎曲，在屈膝狀態下讓膝關節內轉。

支配神經

閉孔神經前支，L2、L3、L4。

基本功能性動作

例如：膝蓋併攏坐著。

會重度使用到股薄肌的體位法

增強肌力：金字塔式（Parsvottanasana）。所有利用內收肌群做為穩定肌的站姿體位法。

伸展肌肉：束角式（Baddha Konasana）、快樂嬰兒式（Ananda Balasana）、坐角式（Upavistha Konasana）、三角前彎式（Prasarita Padottanasana）。

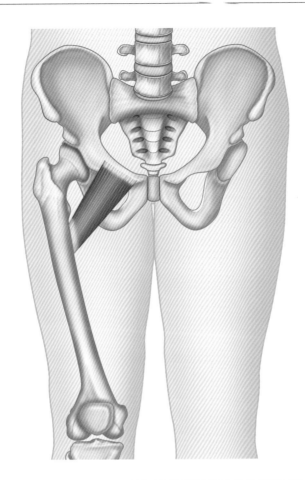

源於拉丁文

pecten 意指「梳子」；pectinatus 意指「梳子形狀」。

恥骨肌夾在腰大肌和內收長肌之間。

起點

恥骨梳，介於髂恥隆突和恥骨結節之間。

止點

從股骨小轉子延伸至股骨粗線的恥骨線。

作用

內收和彎曲髖關節。

支配神經

股神經, L2、L3、L4。

有時會受到來自閉孔神經分支的支配, L3。

基本功能性動作

例如：走直線的動作。

當肌肉長期緊繃或縮短時常會發生的問題

鼠蹊部拉傷。

會重度使用到恥骨肌的體位法

增強肌力：金字塔式 (Parsvottanasana)。所有利用內收肌群做為穩定肌的站姿體位法。

伸展肌肉：束角式 (Baddha Konasana)、雙角犁式 (Supta Konasana)、快樂嬰兒式 (Ananda Balasana)、坐角式 (Upavistha Konasana)、三角前彎式 (Prasarita Padottanasana)。

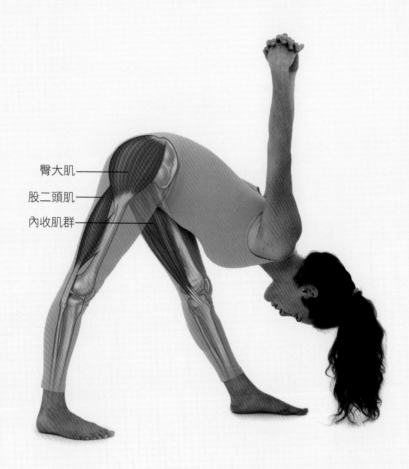

臀大肌——

股二頭肌——

內收肌群——

parsva 意指「側邊」；ut 意指「強力的」；tan 意指「伸展」。

（梵文發音：pars-vo-tahn- AHS-anna）

注意要點：呼吸、伸展、緊縮核心肌群、平衡、集中注意力、刺激、注入能量。

動作與對齊：脊椎伸展，肩胛帶保持穩定，肩膀伸展，髖部彎曲，膝蓋伸展。身體維持在矢狀切面上，盡量使雙足對齊成一直線。

技巧：先從山式開始，一隻腳向後移動，腳尖朝前，腳跟貼地。兩隻手臂往背後伸展，兩手相扣。上半身向前往前面大腿的方向彎曲，並保持與大腿對齊。

當上半身彎曲至與地板平行時先暫停，進行一次完整的呼吸。上半身繼續往大腿方向下彎，同時讓手臂在背後向上伸展。此時會運用到髖內收肌讓兩條腿維持在平行的位置。

有用小提示：身體往地板或是瑜伽磚（可放在前足任一側做為支撐）伸展。將前腿這側的髖部往後推，將後腿這側的髖部往前推，讓髖部擺正。保持膝蓋伸直，但不要讓膝蓋過度伸展而鎖住。這個姿勢能強力伸展大腿後側和脊椎。緊縮核心肌群並抬高骨盆底，以維持這個姿勢並保持平衡。這個姿勢最好在身體已充分熱身之後再做。

反姿勢：山式 （Tadasana） 搭配兩隻手臂上舉，上半身稍微後仰的姿勢 (新月狀)。

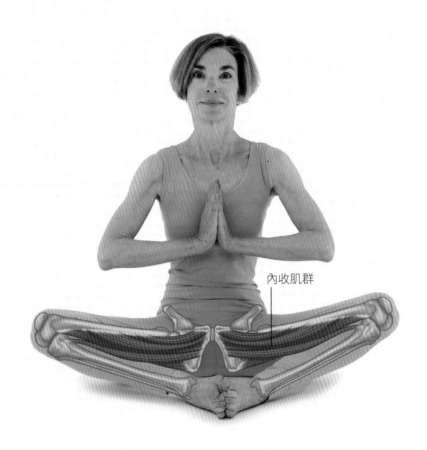

內收肌群

baddha 意指「束縛」；kona 意指「角度」。

(梵文發音：Bah-dah cone-AHS-anna)

注意要點： 呼吸、伸展、刺激、循環、平心靜氣、滋養底部的脈輪。

動作與對齊： 脊椎伸展，肩膀保持穩定，髖部彎曲與外轉。膝蓋彎曲，腳踝背曲。耳朵中間與髖部對齊成一直線。

技巧： 先採坐姿，膝蓋彎曲，兩腳腳底對貼。脊椎伸直，坐在坐骨上。雙手抓住腳踝或腳趾，從髖部開始讓上半身往前彎曲，保持脊椎打直，以加強伸展。這個動作完成之後，可以轉動腿部放鬆。

有用小提示： 這個姿勢最重要就是一開始要保持脊椎伸直，所以雙腳要向前推出去一點，或是墊個毯子或瑜伽磚坐高一點。這個姿勢很適合在課程一開始的時候做，也可做為冥想或練習呼吸法時的姿勢。

反姿勢：
巴拉瓦伽式 (Bharadvajasana, p.64)。

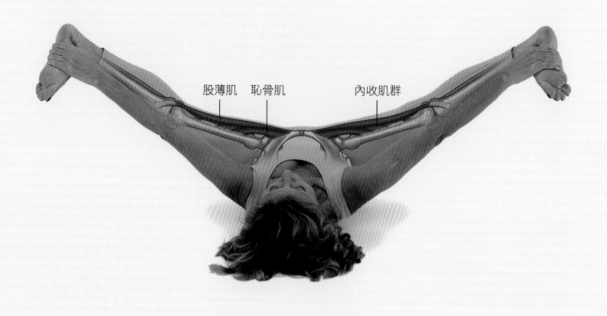

股薄肌　恥骨肌　　　內收肌群

supta 意指「仰臥」；kona 意指「角度」。

（梵文發音：Soop-tah cone-AHS-anna）

ananda 意指「幸福」；bala 意指「嬰孩」。

（梵文發音：ah-NAHN-da baa-LAHS-anna）

注意要點：呼吸、伸展、刺激、循環、壓力釋放、開展。

動作與對齊：脊椎伸展，髖部彎曲到外轉到外展，膝蓋彎曲和伸展，腳踝背曲。背部貼地讓脊椎筆直排列。

技巧：先採仰臥。雙手抱膝於胸前，然後讓腿部形成束角式的姿勢，雙手抓住腳趾或腳踝。伸展膝蓋，兩腿分開向兩側伸直。

有用小提示：當腿部向兩側伸展時，可將兩手放在大腿內側或外側做為支撐。深呼吸並放鬆。這是個很好的開胯動作，可以在課程快結束的時候，搭配快樂嬰兒式（仰臥，雙膝屈於胸前，雙手抓住雙腳，兩腿彎曲並且張開）。

反姿勢：先做快樂嬰兒式（Ananda Balasana），然後做攤屍式（Savasana, p.186）。

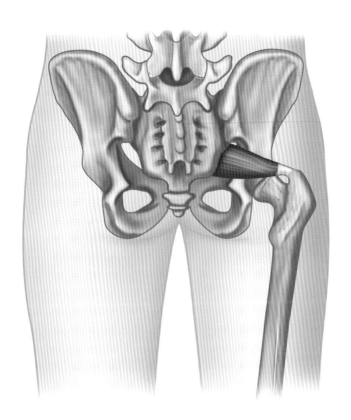

源於拉丁文

pirum 意指「梨」；forma 意指「形狀」。

是髖部六塊深層外旋肌中最大塊的肌肉，其穿過坐骨大孔離開骨盆，行經坐骨神經附近，因此是引發坐骨神經痛的罪魁禍首之一。

起點

薦骨的內面。

薦骨粗隆韌帶。

止點

股骨大轉子的上緣。

作用

使髖關節外轉 (外旋)。在髖關節彎曲的狀態下使大腿外展，協助股骨頭固定於髖臼內。

支配神經

腰椎神經的腹支，L5 和薦椎神經, S1、S2。

基本功能性動作

例如：下車時將前腿帶出車外的動作。瑜伽裡，髖關節向外旋轉的動作, 例如坐著冥想時的姿勢。

請見下頁所列出的體位法。

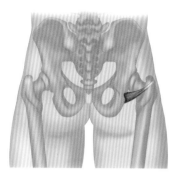

閉孔外肌

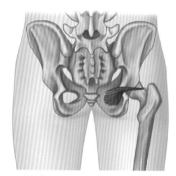

閉孔內肌

下孖肌　上孖肌

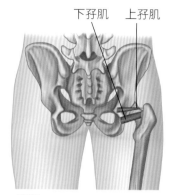

孖肌

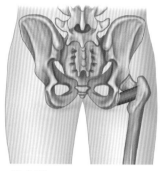

股方肌

源於拉丁文

obturare 意指「阻塞」；gemellus 意指「雙生子／成雙的」；quadratus 意指「方形」；femoris 意指「大腿」。

起點

閉孔外肌：介於閉孔邊緣和閉孔膜的附著點之間。

閉孔內肌：坐骨、恥骨、髂骨的內表面。

上孖肌：坐骨棘 (位於骨盆的後下方區域)。

下孖肌：緊鄰上孖肌起點的下方。

股方肌：坐骨粗隆 (坐骨) 的外側邊緣。

止點

股骨大轉子頂端 (股方肌除外，其止點位於其它肌肉的後方和下方)。

作用

外轉髖關節。協助股骨頭固定於髖臼內。

支配神經

閉孔內肌和上孖肌：到閉孔內肌神經，L5、S1、S2。

下孖肌和股方肌閉孔內肌：到股方肌神經，L4、L5、S1、S2。

基本功能性動作

例如：將第一條腿帶出車外 (下車) 的動作。

當肌肉長期緊繃或縮短時常會發生的問題

站立時會呈現外八字站姿，坐骨神經可能會受到梨狀肌的壓迫。

可能會傷害這些肌肉的動作

做側踢動作、蛙式游泳、跳芭蕾等運動前熱身不足。

會重度使用這些肌肉的體位法

增強肌力：

半月式 (Ardha Chandrasana) 上位腿、
女神式 (Utkata Konasana)、
蓮花坐 (Padmasana)、
束角式 (Baddha Konasana)、
樹式 (Vrksasana) 彎曲腿、
頭碰膝式 (Janu Sirsasana) 彎曲腿。

伸展肌肉：

單腿鴿式 (Eka Pada Kapotasana) 變化式、
牛面式 (Gomukasana) 雙腿、
半魚王式 (Ardha Matsyendrasana) 坐姿扭轉時的彎曲腿、盤腿伸展。

附註：髖部處於內轉位置時，對這些肌肉的伸展力量是最大的，但是在單腿鴿式裡，前腿的擺放方式，比較接近髖部內收 (跨越中線)，有助於拉長梨狀肌，能舒緩坐骨神經的壓力。

能幫助髖部外轉的次要肌肉包括縫匠肌、臀大肌、股二頭肌和內收肌群。

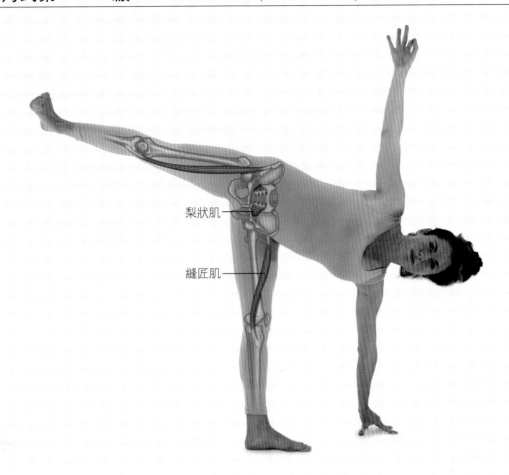

梨狀肌

縫匠肌

ardha 意指「一半」；chandra 意指「發光的月亮」。

(梵文發音：ard-hah chan-DRAHS-anna)

注意要點：呼吸、肌力、伸展、平衡、開展、協調、凝視 (目光專注)。

動作與對齊：脊椎伸展，肩胛帶保持穩定，肩關節外展，膝蓋伸展，腳踝背曲。身體保持平面，兩個肩膀對齊成直線 (上下重疊對齊)。

技巧：先從三角式開始，前膝蓋彎曲，然後隨著後腿向上抬高、外轉時，逐漸伸直。下位手臂往地板或是瑜伽磚伸展，上位手臂向上舉高。

有用小提示：這個姿勢最好能靠著牆壁做，這樣能讓練習者藉由身後的平坦支撐面去感受其身體後側的狀態，自然地讓身體形成平面。第二級的做法是不借助任何的支撐物。這個姿勢可以在課程的後半段，做過髖部的熱身之後做。

反姿勢：山式 (Tadasana)，然後換另一邊做半月式。

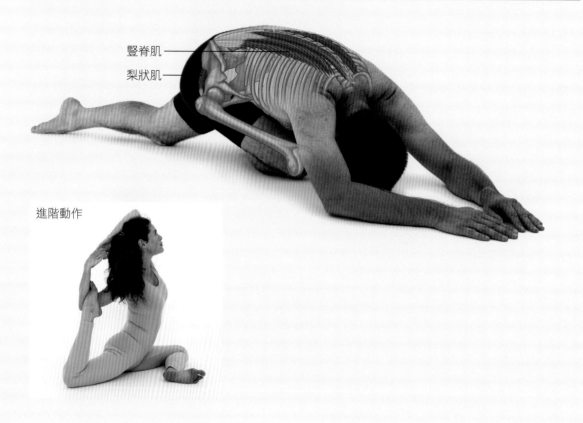

豎脊肌
梨狀肌

進階動作

eka 意指「一個」；pada 意指「腳、腿」；raja 意指「國王」；kapota 意指「鴿子」。
(梵文發音：eh-kah pah-dah rah-jah-cop-poh-TAHS-anna)

注意要點：呼吸、伸展、肌力、平衡、核心肌群、開肩、開胸和開胯、刺激器官。

動作與對齊：脊椎伸展到極度伸展（直立），肩胛帶和核心肌群保持穩定，肩關節彎曲（做進階動作時是極度彎曲），髖部彎曲／旋轉（前腿），髖部伸展（後腿），膝蓋彎曲和伸展。無論是直立或往前趴著時，耳朵中間都要與髖部對齊成直線。

技巧：從桌式、下犬式或棒式開始，將一隻膝蓋向前移至兩手之間，同時後腿向後伸展。將身體的重量放在髖部，以加強伸展的效果。將骨盆底和核心肌群上抬或是借助支撐物，會有助於減輕壓力。上半身從直立的狀態，藉由兩隻手臂往前伸，帶著上半身往前拉長伸展，面朝下趴著（如圖）。

這個體位法可以伸展前腿的梨狀肌，但是會因為姿勢而有所差異。若前腿膝蓋跨越中線往對側方向移動，會更具伸展的效果。另一種伸展姿勢是俯臥英雄式，採雙腿內轉（膝蓋彎曲）的坐姿，然後上半身往前彎（即 p.157 改為正面朝下的版本）。如果膝蓋沒辦法彎曲成這個角度，可以伸直，但是在髖部彎曲的同時大腿仍要向內旋轉。

有用小提示：對髖部緊繃的人而言（很多人可能都有這個狀況），這是個有困難度的體位法，若有需要，可拿毯子或是瑜伽磚放在前腿這側髖部的下方做為支撐。任何將髖部抬離地板的方法都有助於你更輕鬆做出這個姿勢，只要兩隻手臂能提供支撐即可。要留意膝蓋的狀況，若前腿膝蓋要完全彎曲，後腿膝蓋可能需要一個柔軟的支撐物。進階版的做法如上方左下小圖所示。單腿鴿式最好在課程中間到結尾這之間，當髖部已熱身之後做。

反姿勢：鱷魚式（Makarasana）。

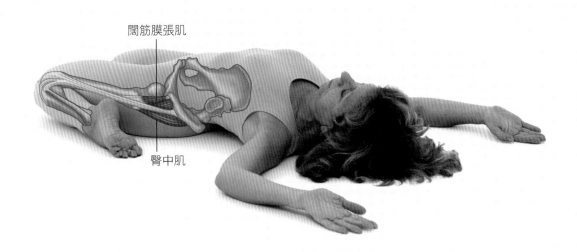

闊筋膜張肌

臀中肌

supta 意指「仰臥」；vira 意指「英雄」。

(梵文發音：Soop-tah veer-AHS-anna)

注意要點：呼吸、前側伸展、開胯、改善消化、放鬆。

動作與對齊：脊椎伸展到極度伸展，肩膀保持穩定，髖部伸展和內轉，膝蓋彎曲，腳踝蹠曲。身體筆直仰臥。

技巧：先從英雄式 (Virasana) 開始 (有點類似 p.34 的金剛坐，但小腿位於大腿外側)，然後身體慢慢向後仰躺。若沒有覺得不適，可繼續放低上半身直至平躺在地面上，手臂垂放在頭部兩側的地面上，掌心朝上。腹部肌肉、髖屈肌群、股四頭肌和腳踝都會充分伸展。緊縮核心肌群以舒緩腰椎的壓力。

有用小提示：因為這個體位法需要膝蓋相當大的扭轉，所以不建議膝蓋受傷的人做。對於在雙腳置於髖部外側，坐骨置於地面的狀態下無法坐直的人，不建議躺在地面上。練習時，

可嘗試做半仰臥英雄式，也就是一次只彎曲一條腿。這個體位法最好在課程快結束時做。

反姿勢：束角式 (Baddha Konasana, p.151)。

髖內旋肌

其主要的肌肉包含了臀中肌前部、臀小肌、闊筋膜張肌、半腱肌、半膜肌、恥骨肌和股薄肌。這些肌肉還負責髖關節其它動作。

會重度使用髖內旋肌的體位法

增強肌力：

仰臥英雄式 (Supta Virasana)、
三角前彎式 (Prasarita Padottanasana)。

伸展肌肉：

女神式 (Utkata Konasana)、
蓮花坐 (Padmasana)、
束角式 (Baddha Konasana)。

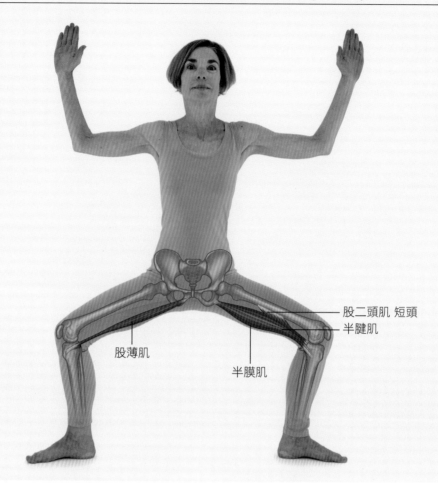

股二頭肌 短頭
半腱肌
股薄肌
半膜肌

utkata 意指「有力的」；kona 意指「角度」。

(梵文發音：oot-kah-tuh cone-AHS-anna)

注意要點： 呼吸、肌力、伸展、力量、緊縮核心肌群、開胸和開胯、注入能量、平衡、集中注意力、刺激循環系統和呼吸系統。

動作與對齊： 脊椎伸展，肩關節外展，肩胛帶保持穩定，髖部彎曲和外轉，膝蓋彎曲。身體從耳朵中間到髖部成一直線。膝蓋在腳趾正上方。

技巧： 先從山式開始，面向瑜伽墊的長邊。兩腿張開間隔一公尺的距離。兩腿向外轉 45 度角，膝蓋向外彎曲往下蹲，直至膝蓋位於腳趾正上方。緊縮骨盆底和腹部肌肉，讓尾骨下沉。也可以加入鎖印的動作。手臂的姿勢也可以做變化，像是仙人掌式的姿勢（如圖）和祈禱式是最常見的。若想要更具挑戰性，可以肩膀下壓的同時將手臂高舉。這個姿勢需要運用到髖屈肌群和髖外旋肌的肌力，並且會伸展到髖伸肌群和內旋肌，另外還需要髖外展肌和髖內收肌來保持穩定性，對髖部而言是非常好的體位法。

有用小提示： 這是個下蹲的姿勢，因此對於下肢而言是非常強力的肌力運動。姿勢維持越久，難度的等級越高。可嘗試在背部挺直同時呼吸順暢的狀態下，維持姿勢一至兩分鐘。這個體位法據說對孕婦很有幫助。做的時候也可以試著靠著牆做為支撐。無論是男性或女性都可以做這個姿勢。這個體位法可以在課程當中任何需要力量和穩定性的時候做。

反姿勢： 山式 (Tadasana)。

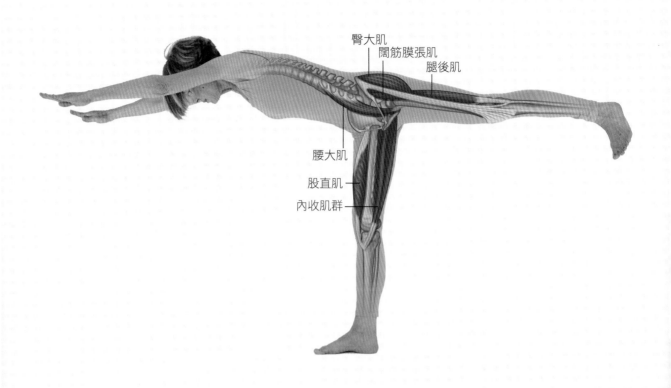

臀大肌
闊筋膜張肌
腿後肌
腰大肌
股直肌
內收肌群

virabhadra 代表「戰士」，是印度神話裡一位英勇戰士的名字。

(梵文發音：veer-ah-bah-DRAHS-anna)

注意要點：呼吸、肌力、伸展、緊縮核心肌群、平衡、集中注意力。

動作與對齊：脊椎伸展，肩胛帶保持穩定，外展和內收。肩關節彎曲，髖部彎曲和伸展，膝蓋伸展，腳踝背曲或蹠曲。身體成水平直線，單腳站立保持平衡。

技巧：先做山式 (Tadasana)，然後做戰士一式 (Virabhadrasana I)，上半身前傾與後腿成對角線。兩隻手臂向前伸直是放在瑜伽磚上，慢慢將前腿膝蓋伸直，同時後腿離地向上抬高。從手臂到後腦勺，一直延伸到後腿要與地面呈平行。手臂的姿勢可以有不同的變化：手臂往前伸，往後伸，或是成祈禱狀。

有用小提示：若是使用瑜伽磚，請在開始做這個姿勢之前，將它們放在兩腳的外側。後腿要上抬至與髖部同高，並與地面呈平行，膝蓋和腳尖朝下。這個姿勢要至少維持三個完整的呼吸。戰士三式可以在課程當中，核心肌群已熱完身之後做。請記住，核心肌群是所有站姿和單腳平衡體位法的重要關鍵。

反姿勢：山式 (Tadasana)。

9 膝部的肌肉

膝蓋的結構精良又複雜，可說是人體最大的關節，與兩根長長的股骨和脛骨相互合作，以產生槓桿作用。它們的活動大多是發生於矢狀切面上，只有少部分的橫切面活動。因為其位置介於髖部和足部之間，因此膝關節容易受到傷害。做瑜伽時，只要正確留意姿勢動作的位置和對齊，就能保持膝蓋健康強壯。

結構

股骨（大腿骨）是人體最重的骨頭。它與脛骨的凹面連接，形成膝部的主要結構。髕骨（膝蓋骨）具有保護膝關節的作用；腓骨讓肌腱和韌帶的附著更為穩定。這些構造能讓整個膝部結構運作得更有效率。

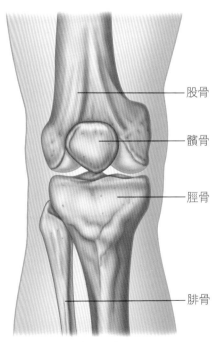

股骨

髕骨

脛骨

腓骨

膝部的骨頭，右腿（前視圖）

結締組織

由於膝蓋區域的肌肉比較薄，必須靠韌帶和肌腱共同來維持結構的穩定。膝蓋兩側各有一條副韌帶：脛側副韌帶在膝蓋內側，腓側副韌帶在外側。再由前十字韌帶和後十字韌帶穿過膝關節內側。

軟骨（內側半月板和外側半月板）位於兩個主要骨頭之間。透明軟骨（hyaline cartilage）在髕骨後面，具有保護和緩衝的作用。

髕韌帶（patellar ligment）能固定膝蓋骨的位置，與股四頭肌肌腱相連，附著於脛骨前側。關節附近區域還有滑囊，可以減少摩擦力。

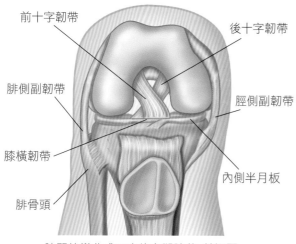

前十字韌帶

後十字韌帶

腓側副韌帶

脛側副韌帶

膝橫韌帶

內側半月板

腓骨頭

膝關節彎曲成90度的右腿膝蓋，前視圖

膝屈肌群

主要肌肉：股二頭肌、半腱肌、半膜肌（參考第 8 章 p.144 腿後肌群）。

次要肌肉：縫匠肌、股薄肌（參考第 8 章）；腓腸肌（參考第 10 章）。

膝外旋肌群 (屈膝狀態)

股二頭肌（參考 p.144 的腿後肌群），股外側肌（股四頭肌的一員）。

動作

膝蓋的主要動作是彎曲（屈膝）和伸展（膝蓋伸直）。膝蓋的次要肌肉雖然較少被注意到，但亦有其重要性，其能在水平切面上產生向內旋轉和向外旋轉的動作。這些動作只有在屈膝狀態下才能發生。

肌肉

位於大腿前側的股四頭肌，是主要的膝伸肌群，在很多動作裡都會用到這個肌群，像是走路、跑步、跳躍、踢腿，以及任何需要伸直膝蓋的動作。這些肌肉形成人體最有力也最大的肌群。股四頭肌比互相拮抗的腿後肌更為強健有力。最理想的狀況是股四頭肌的肌力要比腿後肌強至少 25%，以平衡膝關節的機制。

腿後肌位於大腿後側，是主要的膝屈肌群，與其它起始於髖部的雙關節肌（像是縫匠肌和股薄肌），共同擔負使膝蓋彎曲的工作。位於腿後側的還有膕肌，它是可以用來確認膝關節是否極度伸展（hyperextension）的重要肌肉。

相關體位法請參考仰臥英雄式（p.157）。此體位法的大腿向內轉，膝關節轉向外側。

膝內旋肌群 (屈膝狀態)

半腱肌、半膜肌、縫匠肌、股薄肌、股內側肌也是股四頭肌的成員。

實際上，並沒有理想的體位法會訓練到膝蓋的內旋肌群，可以考慮利用三角前彎式（第 4 章 p.56），當膝蓋彎曲時，小腿就可以往內轉。膝內旋肌群大多屬於雙關節肌，所以可以做內轉之外，也可以讓膝蓋彎曲或伸直。

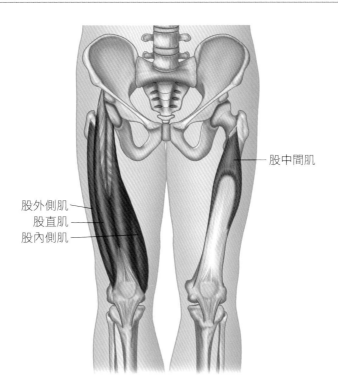

股中間肌

股外側肌
股直肌
股內側肌

源於拉丁文

quadriceps 代表「四個頭」的意思。

股四頭肌由股直肌、股外側肌、股中間肌、股內側肌所構成。這些肌肉都跨越膝關節，股直肌是其中唯一在起點有兩個頭的肌肉，所以它還跨越髖關節（所以能使髖關節彎曲）。股四頭肌能讓人從坐姿起身時、走路時、攀爬時使膝蓋伸直。這幾塊肌肉協同運作，產生離心收縮，輔助控制坐下的動作。

起點

股直肌：直頭（前頭）· 髂骨前部(髂前下棘)。髖臼上面的區域。

股骨肌：股骨體上半部。

止點

髕骨，然後經由髕韌帶連接到脛骨的前上部（脛骨粗隆）。

作用

股直肌：伸展膝關節和彎曲髖關節（尤其是兩者合併的動作，像是踢球）。

股骨肌：伸展膝關節。

附註：股內側肌位於膝蓋上方的部分，有時會被稱為「股內側斜肌 (vastus medialis obliquus, 簡稱VMO)」，膝蓋完全伸展時會運用到這塊肌肉。

支配神經

股神經, L2、L3、L4。

基本功能性動作

例如：向上走階梯、騎腳踏車。

可能會傷害股四頭肌的動作

跑步、走路和蹲下時負重太重。

當肌肉長期緊繃或縮短時常會發生的問題

膝蓋疼痛，膝蓋不穩定，尤其是當肌肉較弱和緊繃時。

會重度使用到股四頭肌的體位法

增強肌力：所有涉及單腳平衡的體位法。在做椅子式 (Utkatasana) 時，需利用股直肌讓髖關節彎曲，從蹲姿起身時需運用到所有的股四頭肌。站姿前彎式、下犬式、上犬式、戰士一、二、三式（後腿）、三角式、舞王式（站立腿）、樹式（站立腿）。

伸展肌肉：頭碰膝式（彎曲腿）、駱駝式、仰臥英雄式、舞王式（非站立腿）、樹式（非站立腿）。舞王式會伸展到後腿，因為在髖部伸展和膝蓋彎曲時，肌肉（肌腱）的兩端會被拉長。這個體位法是等長收縮很好的一個例子，當足部往手部、瑜伽帶或是牆壁推壓時，肌肉會施力去對抗固定不動的阻力。下位腿同樣也會產生等長收縮。

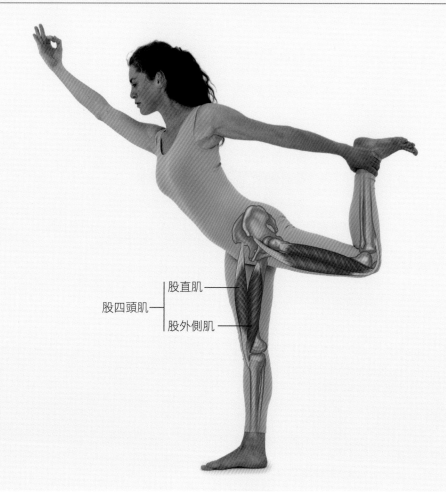

股四頭肌 —
— 股直肌
— 股外側肌

nata 意指「舞者」；raja 意指「國王」。

(梵文發音：nat-tah-raj-AHS-anna)

注意要點：呼吸、肌力、前側伸展、開胯和開胸、平衡、集中注意力。

動作和對齊：脊椎伸展到極度伸展，肩胛帶向前傾（後方手臂），肩關節極度伸展（後方手臂），髖部和膝蓋彎曲和伸展，腳踝背曲。身體保持挺直，骨盆擺正置中。

技巧：先從山式開始，將重量轉移至其中一隻腿。另一隻腿的膝蓋彎曲，同側手臂向後伸展抓住腳踝，足部往手推壓，慢慢將腿抬高，骨盆稍微前傾。對側手臂往前伸展，加強平衡。此時很重要的一點就是核心肌群要上抬，避免腹部往下垂。目光和胸部朝向前方。

有用小提示：可以將前方手臂放在牆上做為支撐。利用帶子繞過後方足部，用雙手抓住帶子，利用兩隻手臂和帶子把後腿往上帶高，也是不錯的方式。這個體位法可以在髖部和腰椎熱身過後的任何時間做。

反姿勢：換邊重複相同動作，然後做下犬式 (Sdho Mukha Svanasana)。

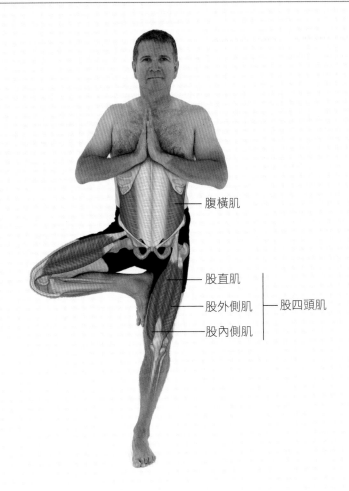

腹橫肌

股直肌

股外側肌 ⎱ 股四頭肌

股內側肌

vrksa 代表「樹」的意思。

(梵文發音：vrik-SHAHS-anna)

注意要點：呼吸、肌力、伸展、開髖、核心肌群、平衡、能量、集中注意力。

動作和對齊：脊椎伸展，肩膀保持穩定，髖部彎曲和外轉 (上抬腿)，膝蓋彎曲和伸展。身體保持筆直，肩膀和骨盆保持水平。

技巧：先從山式開始，在髖部不動 (利用核心肌群穩定髖部) 的前提下，將重心移轉至其中一腿上。另一腿抬高，借助手將腳底放在站立腿內側膝蓋的上方或下方。在骨盆不轉動或移動的狀態下，外轉上位腿的大腿，將髖部打開。尾骨下沉，骨盆底上抬，雙手合十呈祈禱狀。目光朝前或往上。

有用小提示：利用足部和腿部相互對抗的力量取得平衡。將站立腿想像成深植於地的樹根。當腿部站穩之後，可將手臂向上高舉。將肩膀下壓。若有需要，可以利用牆壁或椅子做為支撐。這個姿勢可以在課程當中，髖部熱身過後的任何時候做。

反姿勢：山式 (Tadasana)，然後換邊做。

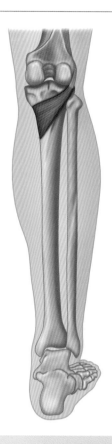

源於拉丁文

poples 意指「後腿」。

位於膝蓋後方斜向的小肌肉，主要的角色是穩定肌。膕肌的外側肌腱穿入膝關節的關節囊內。

起點

股骨外側髁的外表面，膝關節的膕斜韌帶 (Oblique popliteal ligament)。

止點

脛骨後表面的上部，比目魚肌線 (soleal line) 上方。

作用

在腳固定於地面的狀態下，能讓股骨相對於脛骨做出外轉的動作。在腿部沒有負重的狀態下，能讓脛骨相對於股骨做出內轉的動作。輔助膝關節彎曲 (膕肌能讓伸直的膝蓋 "解鎖 (unlock)"，以啟動腿部彎曲的動作)。強化膝關節後方的韌帶。

支配神經

脛神經，L4、L5、S1。

基本功能性動作

例如：走路

可能會傷害膕肌的動作

膝蓋的極度伸展，跳躍／落地，負重下蹲。

當肌肉長期緊繃或縮短時常會發生的問題

膝蓋疼痛，膝蓋不穩定，尤其是肌肉弱而無力時。

會重度使用膕肌的體位法

增強肌力：椅子式 (Utkatasana)、戰士一、二式 (Virabhadrasanas I、II 前腿)、高弓步式 (Alanasana, 前腿)。

伸展肌肉：頭碰膝式 (Janu Sirsasana, 伸直腿)、下犬式 (Adho Mukha Svanasana)、坐姿前彎式 (Paschimottanasana)。

我們用椅子式來說明腿後肌的運作方式。要使雙膝維持彎曲狀態，需要膝屈肌群進行等長收縮，從下蹲狀態起身時，需要股四頭肌進行同心收縮對抗地心引力和體重這兩個主要的阻力，以讓膝蓋打直。

從坐姿起身時，腿後肌會扮演髖伸肌群 (請記住它們是雙關節肌) 的角色，進行同心收縮。椅子式雖然涉及髖部和膝蓋深屈的動作，但主要的重點是在維持住姿勢，以及從下蹲狀態起身。

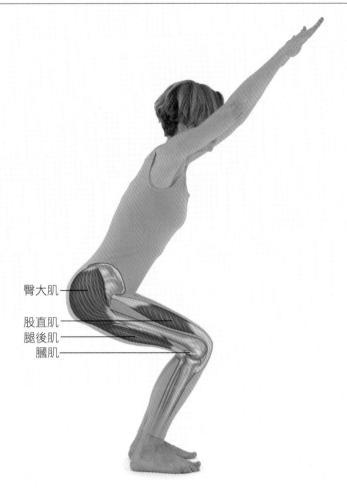

臀大肌
股直肌
腿後肌
膕肌

utkata 代表「有力量的」。

(梵文發音：oot-kah-TAHS-anna)

注意要點：呼吸、肌力、伸展、胸部擴展、核心肌群支撐、刺激器官。

動作和對齊：脊椎伸展、肩胛帶保持穩定，肩關節彎曲、髖部彎曲到伸展和內收，膝蓋彎曲到伸展，腳踝背曲。身體從手臂到耳朵到髖部成一直線。

技巧：先從山式開始，膝蓋深屈，仿佛坐在椅子上。脊椎伸直，手臂往上舉高，與耳朵對齊。目光朝前或往上，胸部往前。這是個困難的動作，需強力運用核心肌群，讓尾骨下沉的同時，能維持腹部和骨盆底上抬。最理想的狀態是大腿和地板成平行。

有用小提示：要特別留意不要讓腰椎的曲度增加。若有肩膀方面的問題，雙手可以放在髖部，或是採取仙人掌式裡手臂的姿勢。維持這個姿勢約一分鐘。這個體位法可以在課程當中任何時候做。它也是拜日式 B 式裡的一個動作。

反姿勢：向後伸展的山式 (Tadasana)。

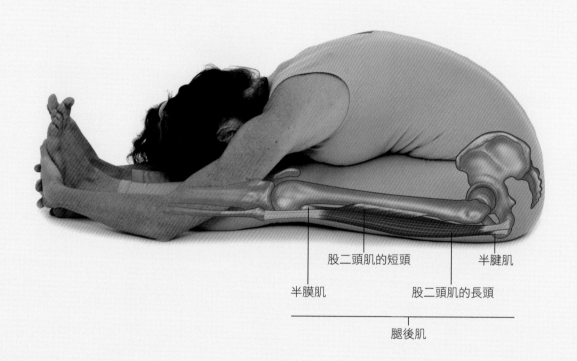

股二頭肌的短頭

半腱肌

半膜肌

股二頭肌的長頭

腿後肌

pascha 意指「西方、背面」；uttana 意指「強力伸展」。

(梵文發音：pash-ee-moh-tan-AHS-anna)

注意要點：呼吸、後側伸展、脊椎、髖部和腿部的彈性，刺激器官，改善消化、平心靜氣。

動作和對齊：脊椎伸展，肩膀保持穩定，髖部彎曲，膝蓋伸展，腳踝背曲。身體從頭部到髖部形成直線。

技巧：先採坐姿，兩隻腿向前伸展，上半身坐直。髖部向前彎曲，骨盆上抬，使其位於腿部上方。脊椎若無不適，可將兩隻手臂向前伸展，理想狀態是雙膝和脊椎都能伸直，腳趾朝上。

有用小提示：若腿後肌緊繃，可以彎曲膝蓋或是放一條毯子在下面。也可以坐在瑜伽磚或是毯子上。一開始坐著時，要先將脊椎伸直，再向前彎曲 (如圖所示)。這個體位法適合在課程快結束，身體仍保持溫暖狀態時做。

反姿勢：
反向桌式 (Ardha Purvottanasana, p.92)。

10 小腿與足部的肌肉

小腿和足部擔負了支撐整個身體結構的重責大任。足部的拱形構造 (踝關節和腳趾關節) 具有支撐、適應地形、吸收衝擊力、分散重量以及推進的功能。對瑜伽而言，足部是很多體位法的支撐基礎。

結構

腳掌裡有 26 塊骨頭、19 塊肌肉和許多小型內附肌，另外還有超過 100 條的韌帶，共同組成小腿／足部的主要結構。當足部承受了整個身體的重量時，會將重量從脛骨轉移至距骨，最後再傳到跟骨，其餘重量會再傳遞至足部其它地方，以推進足部向前，這種平衡機制相當令人讚歎。

足弓是這個結構當中很重要的一環。三塊足弓形成圓頂狀，執行足部的必要功能。主要縱弓位於內側，由一側的跟骨、前面的四根跗骨以及位於中間做為 "基石" 的距骨所組成。位於外側的縱弓從跟骨延伸到距骨，再到骰骨和第四、第五蹠骨。橫弓起始於大拇趾蹠骨，橫跨至小趾蹠骨。三條足弓的交會點是足部承受來自上面的身體重量，以及來自地面的衝擊力的主要支撐點。足部的外附肌和腳底的肌肉 (內附肌) 能加強足弓的支撐性。雙足平行併攏時，會形成一個完整的圓頂，這恰好也是山式站立時的姿勢。

動作

腳踝關節上部，能產生蹠曲 (腳趾往下朝向地面) 和背曲 (足部彎曲，腳趾朝上) 的動作。腳踝關節下部可產生旋前 (結合外翻和外展) 和旋後 (結合內翻和內收) 的動作。腳趾主要的動作是彎曲和伸展；這些動作能協助腳趾張開，這可說是很多瑜伽練習者想要練成的 "技藝"。本章接下來將先從小腿的肌肉談起。

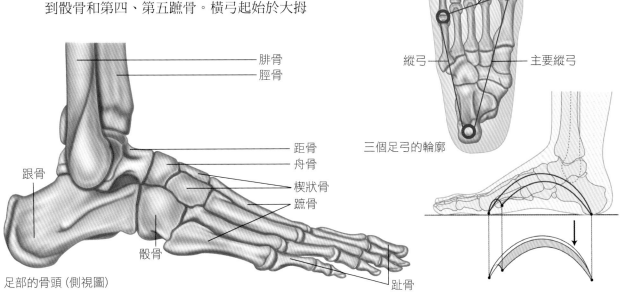

橫弓

縱弓 —— 主要縱弓

三個足弓的輪廓

腓骨
脛骨

距骨
舟骨
楔狀骨
蹠骨

跟骨

骰骨

趾骨

足部的骨頭 (側視圖)

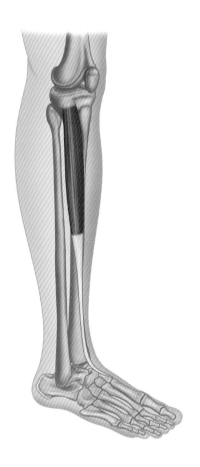

源於拉丁文

tibialis 意指「與脛骨有關」；anterior 意指「位於前方」。

起點

脛骨外側髁。脛骨外側表面的上半部。骨間膜。

止點

內側楔狀骨 (medial cuneiform bone) 的內側面和蹠面。

第一蹠骨的基部。

作用

背曲踝關節。內翻踝關節。

支配神經

深腓神經 (deep peroneal nerve), L4、L5、S1。

基本功能性動作

例如：走路和跑步 (能讓腳跟觸地後，腳掌能平緩落地；當腿部擺動向前時，使足部完全抬離地面)。

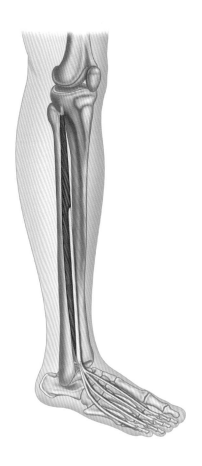

源於拉丁文

extendere 意指「伸展」；digitus 意指「手指／腳趾」；longus 意指「長的」。

跟手部對應位置的肌腱結構類似，這塊肌肉形成足部近端指骨背面的伸肌套。這些伸肌套是藉由蚓狀肌與伸趾短肌的肌腱相連，而非藉由骨間肌。

起點

脛骨外側髁。腓骨前表面的上三分之二。骨間膜的上部。

止點

沿著外側四趾的背側表面。每條肌腱分別附著於中間指骨和遠端指骨的基部。

作用

伸展蹠趾關節 (metatarsophalangeal joints)，以伸直腳趾。協助趾間關節伸展。協助踝關節背曲以及足部的外翻動作。

支配神經

腓神經, L4、L5、S1。

基本功能性動作

例如：向上走階梯 (收縮肌肉使腳趾能完成每一步所需的最後一個推進力)。

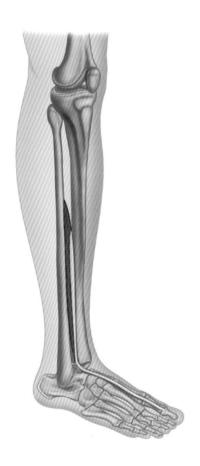

源於拉丁文

extendere 意指「伸展」；hallux 意指「腳拇趾」；longus 意指「長的」。

這塊肌肉位於脛前肌和伸趾長肌之間的深處。

起點

腓骨中段前表面及其鄰近的骨間膜。

止點

拇趾遠端趾骨的基部。

作用

伸展拇趾的所有關節。背曲踝關節。協助足部內翻。

支配神經

深腓神經, L4、L5、S1。

基本功能性動作

例如：向上走階梯 (收縮肌肉使拇趾能完成每一步所需的最後一個推進力)。

瑜伽很多體位法 (例如頭碰膝式)，小腿前部的加強以及小腿後部的伸展動作，都會用到腳的這個位置。

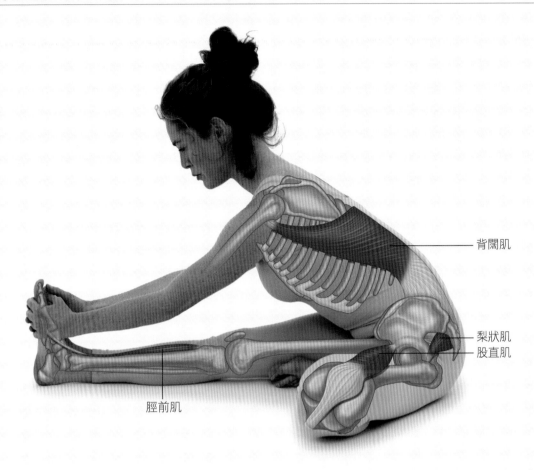

背闊肌

梨狀肌
股直肌

脛前肌

janu 意指「膝蓋」；sirsa 意指「頭部」。
(梵文發音：jahn-u shear-SHAHS-anna)

注意要點：呼吸、伸展、刺激器官、具療癒效果的、平心靜氣。

動作與對齊：脊椎伸展、肩胛帶保持穩定、肩關節彎曲，髖部和膝蓋彎曲和伸展，腳踝背曲。身體從頭部到髖部成一直線。

技巧：先採坐姿，一隻腿向前伸直，另一隻腿膝蓋彎曲，將腳置於伸直腿的大腿內側。保持脊椎伸直，髖部向前彎曲，同時兩隻手臂向前伸展，放在伸直的那條腿上。保持坐骨穩定，同時緊縮核心肌群。維持這個姿勢並深呼吸。

有用小提示：如果覺得腿後肌太過緊繃，可讓伸直的膝蓋放鬆。保持胸部和肩膀向前腿。可坐在毯子上做為支撐。姿勢和位置擺好之後，就可以彎曲脊椎，將頭部帶往膝蓋。這個體位法可以在課程當中任何時候做，可把它當做坐姿前彎式（兩隻腿伸直）的熱身動作。

反姿勢：反向棒式 (Purvottanasana)。

脛後肌 TIBIALIS POSTERIOR

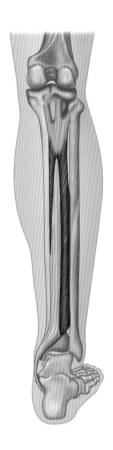

源於拉丁文

tibialis 意指「與脛骨有關」；posterior 意指「位於後方」。

脛後肌是腿部後方最深層的肌肉，扮演著幫助維持足弓的角色。

起點

脛骨後表面的外側部分。腓骨的後表面的上三分之二。大部分的骨間膜。

止點

舟骨粗隆 (tuberosity of navicular)。部分纖維延伸至載距突、三個楔狀骨以及骰骨和第二、三、四蹠骨的基部。

作用

內翻踝關節。輔助踝關節的蹠曲動作。

支配神經

脛神經, L4、L5、S1。

基本功能性動作

例如：踮腳尖。腳踩油門和剎車的動作。

第三腓骨肌 FIBULARIS (PERONEUS) TERTIUS

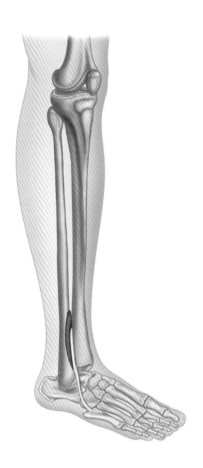

源於拉丁文和希臘文

在拉丁文裡，fibula 意指「別針／扣環」；
tertius 意指「第三」。在希臘文裡，perone
意指「別針／扣環」。

這塊肌肉是伸趾長肌下外部分所分出的一個
肌腱。

起點

腓骨前表面的下三分之一和骨間膜。

止點

第五蹠骨基部的背側面。

作用

背曲踝關節。外翻踝關節。

支配神經

深腓神經，L4、L5、S1。

基本功能性動作

例如：走路和跑步。

腓骨長肌 FIBULARIS (PERONEUS) LONGUS

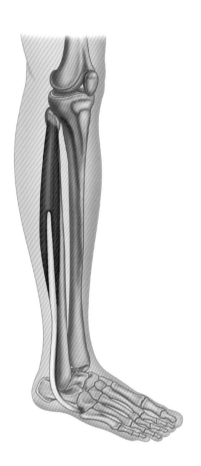

源於拉丁文和希臘文

在拉丁文裡，fibula 意指「別針／扣環」；longus 意指「長的」。在希臘文裡，perone 意指「別針／扣環」。

腓骨長肌止點的肌腱能協助維持橫足弓和內側縱足弓。

起點

腓骨外表面的上三分之二。脛骨外側髁 (Lateral condyle of tibia)。

止點

內側楔狀骨的外側。第 1 蹠骨基部。

作用

外翻踝關節。輔助踝關節的蹠曲動作。

支配神經

淺腓神經, L4、L5、S1。

基本功能性動作

例如：行走在不平的表面上。

腓骨短肌 FIBULARIS (PERONEUS) BREVIS

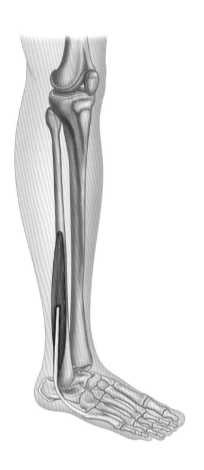

源於拉丁文和希臘文

在拉丁文裡，fibula 意指「別針／扣環」；brevis 意指「短的」。在希臘文裡，perone 意指「別針／扣環」。

這塊肌肉經常會和小趾的長伸肌腱連在一起，因此它亦被稱為「腓骨小趾肌 (peroneus digiti minimi)」。

起點

腓骨外表面的下三分之二及其鄰近的骨間膜。

止點

第 5 蹠骨基部的外側。

作用

外翻踝關節。輔助踝關節的蹠曲動作。

支配神經

淺腓神經, L4、L5、S1。

基本功能性動作

例如：行走在不平的地上。

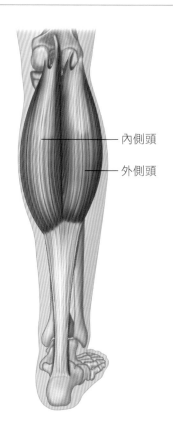

內側頭

外側頭

源於拉丁文

gaster 意指「腹部」；kneme 意指「小腿」。

腓腸肌是「小腿三頭肌 (triceps surae)」的組成成員之一，其形成小腿後方凸起的小腿肚。小腿三頭肌由腓腸肌、比目魚肌、蹠肌所構成。膝蓋後面的膕窩的下端邊界是腓腸肌和蹠肌的肌腹，外側邊界是股二頭肌肌腱，內側邊界是半膜肌和半腱肌的肌腱。

起點

內側頭：股骨膕面，在內側髁上方。

外側頭：股骨的後表面和外側髁。

止點

通過跟腱（由腓腸肌和比目魚肌的肌腱融合而成），止於跟骨的後表面。

作用

蹠曲踝關節。協助膝關節彎曲。它是走路和跑步時的主要推動力量。

支配神經

脛神經，S1、S2。

基本功能性動作

踮腳尖站立。

比目魚肌 SOLEUS

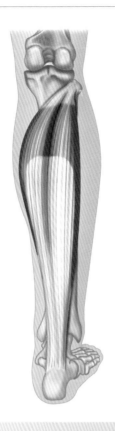

源於拉丁文

solea 意指「皮革鞋底/涼鞋/比目魚」。

比目魚肌是小腿三頭肌的成員之一。因其形狀而得其名。腓腸肌和比目魚肌所構成的阿基里斯腱 (又稱跟腱) 是人體最厚、最強壯的肌腱。

起點

腓骨頭的後表面和腓骨體的上三分之一。比目魚肌線和脛骨內緣的中間三分之一。脛骨和腓骨之間的腱弓。

止點

與腓腸肌的肌腱一起附著於跟骨後表面。

作用

蹠曲踝關節。比目魚肌在站立時會經常處於收縮狀態，以固定踝關節避免身體向前倒 (也就是透過身體的重心抵消拉力)。因此比目魚肌有助於維持直立的姿勢。

支配神經

脛神經, L5、S1、S2。

基本功能性動作

例如：腳跟抬起, 用腳前掌站立的動作。

在第 9 章有談到椅子式是屬於會運用到腿後肌的運動。下面的圖示是踮腳尖的變化做法, 這個姿勢結合了踝關節的蹠曲動作。

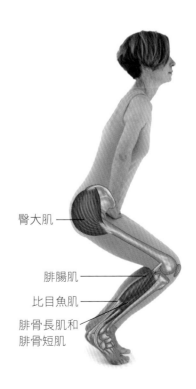

臀大肌

腓腸肌

比目魚肌

腓骨長肌和
腓骨短肌

足部

雙足被視為是很多瑜伽體位法的支撐基礎。先從山式開始做為起始點，雙足透過所謂的「腳底的四個角落」往下紮根站穩於地面。一般會要求學生留意重量是落在哪個位置，並利用雙足平行併攏，腳趾向前（腳跟位於腳趾正後方）來保持平衡。腳趾也會要求張開（外展）。

足部的姿勢做對了之後，開始從腿部、骨盆，一路往上到脊椎都要對齊擺正，伸展拉長身體，創造體內的空間，並感覺命根氣在體內往上流動。透過腳底與地面的接觸，去感受自己與大地之間的連結，感覺能量由下往上，然後往外擴展至宇宙，這是瑜伽獲取高品質能量和提升健康的其中一種方式。

足部的肌肉主要有以下這三個主要區域：(1) 踝關節上部，能產生蹠曲和背曲的動作；(2) 踝關節下部，負責旋前、旋後的動作；(3) 趾骨（腳趾），可以做彎曲、伸展、外展、內收的動作（跟手指類似）。其中有些肌肉是多關節肌，可以驅動兩個以上的關節活動，在本章前面小腿肌肉的部分已經談過。

蹠趾關節 (metatarsophalangeal joints)

腳底骨間肌和腳背骨間肌（外展和彎曲）。

足部肌肉

內附肌（腳底）和外附肌（腳背）

拇趾肌肉：外展拇肌、外展小趾肌、屈拇短肌、屈拇長肌、內收拇肌、伸拇長肌。

腳趾屈肌

屈趾短肌、屈趾長肌、屈小趾短肌、蹠方肌、蚓狀肌（彎曲蹠趾關節）。

腳趾伸肌

蚓狀肌（外側腳趾伸展）、骨間肌、伸趾短肌。

腳趾外展肌

腳背骨間肌 (Dorsal interossei)。

腳趾內收肌

腳底骨間肌 (Plantar interossei)。

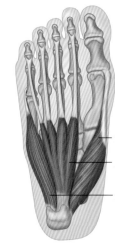

外展拇肌
屈趾短肌
外展小趾肌

蚓狀肌
屈拇長肌
屈趾長肌
蹠方肌

內收拇肌橫頭
屈拇短肌
內收拇肌斜頭
屈小趾肌

與腳踝和足部活動有關的肌肉

基本功能性動作

走路。

可能會傷害足部肌肉的動作

足部錯位。足底筋膜（一種表淺組織，扮演著類似緩衝墊的角色）發炎。走路方式不正確，不合適的鞋子。

會重度使用這些肌肉的體位法

所有需要足部站立於地面的體位法。背曲或蹠曲的動作。

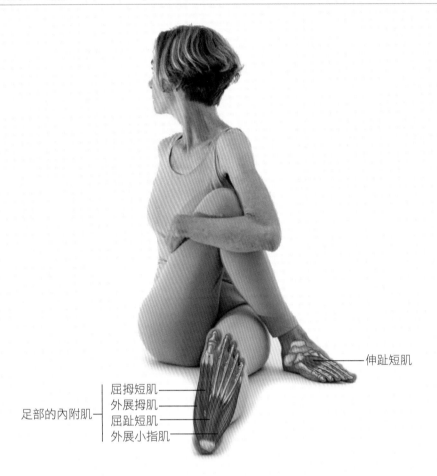

伸趾短肌

足部的內附肌 { 屈拇短肌
外展拇肌
屈趾短肌
外展小指肌

ardha 意指「一半」；matsya 意指「魚」；indra 意指「統治者」。

（梵文發音：Ar-dah mot-see-en-DRAHS-anna）

注意要點：呼吸、伸展、肌力、放鬆、刺激器官、注入能量。

動作與對齊：脊椎伸展和旋轉，肩膀保持穩定，髖部彎曲和內收，膝蓋彎曲和伸展，腳踝背曲和蹠曲。最重要的是脊椎要完全伸展，同時重量要放在坐骨上方。

技巧：先採坐姿，一隻腿向前伸直，然後將另一隻腳放在下位腿（伸直腿）的內側或外側。伸展脊椎，然後開始朝膝蓋彎曲那條腿的那一側旋轉。將手或是手肘放在腿上做為支撐的錨點。從胸椎到頸椎開始旋轉，吸氣時伸展，吐氣時加深旋轉的幅度。

有用小提示：若想更具挑戰性，可以彎曲下位腿的膝蓋，向內折疊，足部置於髖部下方。維持住姿勢並加深幅度，完成三次完整的呼吸再回到身體擺正向前的姿勢。換邊重複相同動作。只要脊椎和髖部已經有活動到，這個旋轉動作可以課程當中任何時間做。

反姿勢：坐姿前彎式（Paschimottanasana, p.168），然後做仰臥的半橋式。

附錄 1：結尾式 FINAL POSES

這裡會談到幾個可做為結尾式的體位法。在第一級瑜伽老師 200 小時訓練課程裡，通常會要求學員要能完成這一套體位法。

本附錄就從被稱為「體位法之后」的「肩倒立式」(Sarvangasana) 開始談起。

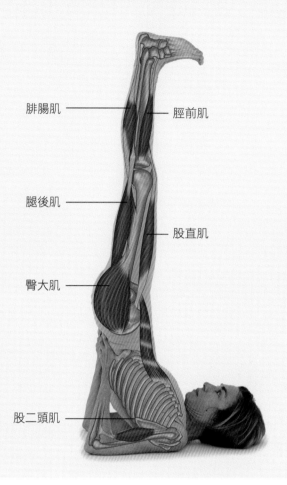

腓腸肌

脛前肌

腿後肌

股直肌

臀大肌

股二頭肌

sarva 意指「所有」；anga 意指「四肢」。

(梵文發音：sar-van-GAHS-anna)

注意要點：呼吸、肌力、保持穩定、核心肌群、伸展，倒立、協調、促進循環和消化。刺激周邊神經系統、器官和甲狀腺／前列腺腺體，平心靜氣。

動作與對齊：脊椎伸展，肩膀保持穩定，核心肌群保持穩定，髖部中立位，膝蓋伸展。腳踝背曲或蹠曲。身體呈縱向直線。

技巧：這個體位法的起始動作有很多種，要視等級而定（Level I 是利用牆壁）。先坐在瑜伽墊上，躺下呈仰臥，雙膝彎曲，雙腳平貼地面。抬起髖部做半橋式（p.137）當做熱身，雙手置於髖部下方。此時雙腿可以往上蹬高，或是平躺，讓身體雙腿隨著脊椎一節一節往上抬高形成倒立。雙手置於髖部下方，

協助軀體和腿部往上舉高，肩胛骨內收以加強支撐並維持平衡。目光朝向胸口。要降下來時，只需借助雙手的力量，輕柔緩慢地將脊椎一節一節往下放低，回到地面。

有用小提示：很重要的一點建議是，將一或兩條摺好的毯子放在肩膀下面，讓頸部可以抬高，頭部與上部脊椎能成一直線，最理想的狀況是肩胛肩突出點與腳跟能成一直線。雖然這類型的倒立對身體很有幫助，但是還是有一些禁忌要注意，像是有青光眼、視網膜問題、懷孕和高血壓的人不適合做這個動作。若無上述問題，做的時候可維持倒立姿勢 1~5 分鐘，最好在課程快結束的時候做。

反姿勢：魚式（Matsyasana, p.120）或是眼鏡蛇式（Bhujangasana, p.60）。

下頁要介紹的鋤式，可以放在肩倒立式之前或之後做。

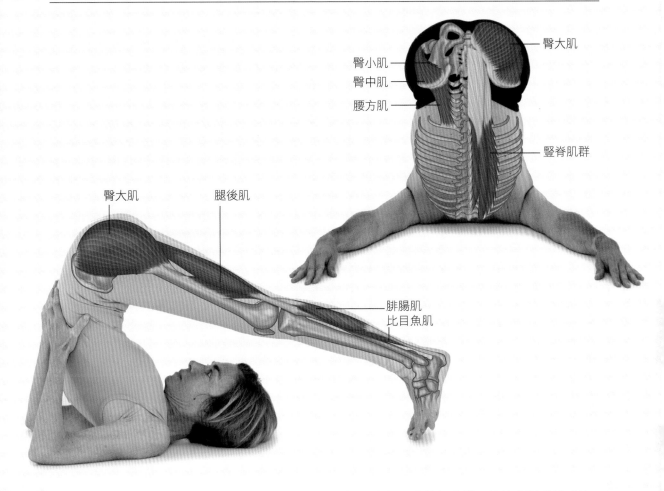

臀小肌
臀中肌
腰方肌

臀大肌

豎脊肌群

臀大肌　腿後肌

腓腸肌
比目魚肌

hala 代表「鋤」

(梵文發音：hal-AHS-anna)

注意要點： 呼吸、肌力、倒置、釋放壓力、具療癒效果的、內心平靜卻又充滿活力。

動作與對齊： 脊椎伸展，肩膀保持穩定，髖部彎曲，膝蓋伸展，腳踝背曲，脊椎伸直，肩膀到髖部成一垂直線。

技巧： 可以先做肩倒立式，然後轉換成鋤式，或是先採坐姿或平躺，然後將身體捲起，腿部向後伸展，形成這個姿勢。利用前腳掌部分抵住地面，支撐這個姿勢。可利用肩倒立式的提示 (cues) 來加深動作的幅度。

有用小提示： 很多練習者在做這個姿勢會讓脊椎形成彎曲的狀態，但是最好向上抬高尾骨，讓脊椎伸展。要注意頸部，如果頸部區域沒有病痛，可以讓兩隻手臂往身後伸展，雙手交扣。維持住姿勢，然後參照肩倒式的方式，將身體腿部降回到地面。

反姿勢： 魚式 (Matsyasana, p.120)、下犬式 (Adho Mukha Svanasana, p.89)。

在做課程結束前的緩和動作時，比較好的順序是肩倒立式、鋤式、魚式、半橋式、膝碰胸式、仰臥扭轉式；快樂嬰兒式；攤屍式。

每個瑜伽課程或練習都是以攤屍式 (p.186) 做為收尾，它是最容易卻也是最難掌握的體位法。攤屍式並非只是單純躺下來、靜止不動而已，而是要達到完全的內心平靜。

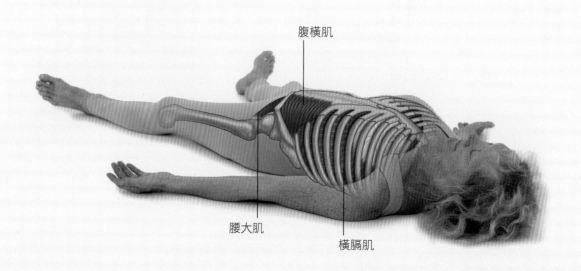

腹橫肌

腰大肌

橫膈肌

sava 代表「屍體」的意思。

(梵文發音：shah-VAHS-anna)

注意要點：靜止不動、柔軟、休息。

動作與對齊：身體平躺於地面不要施力，讓地心引力帶著身體往下沈。

技巧：仰臥平躺於地面，雙腿稍微分開，讓大腿的重量自然地向外側轉動。兩隻手臂往下伸展，掌心朝上，手不要碰到身體或任何其它道具。如果有需要的話，頭可以枕在毯子上。放空思緒，淨空情緒，讓身體完全放鬆。

有用小提示：當身體緩和下來時，最好能在身上蓋一條毯子，在眼睛上放眼枕遮光也會有幫助。有很多方式可以指導練習者完成攤屍式，其最主要的目的不外乎就是要在不睡著的前提下，完全放鬆並保持內心平靜。維持 10 分鐘之後，慢慢將意識帶回來，然後蜷縮成胎兒式做最終的放鬆，最後借助雙手支撐，輕柔地坐起身來，將頭部帶回頭頂朝上的狀態。

反姿勢：坐姿冥想。

附錄 2：瑜伽體位法的提示 (cueing)

指導者要讓學生了解，有很多不同的方式。盡量簡化、清楚是最有效的方法，偶爾加入一點變化會讓授課保有新鮮感。解剖學對某些人來說，可能是很複雜難懂的語言，所以使用太多專業術語，有時反而會帶來反效果。

以下提供幾個在指導瑜伽時可以使用的提示範例。有的提示可能有用，有的可能沒用，但不妨親自去試驗看看它們的效果。

呼吸的提示

吸氣擴張。

吐氣放鬆。

利用吸氣滋養身體。

利用吐氣淨化身體。

脊椎的提示

尾骨下沈 (不要內縮)。

找到脊椎的中立 (自然) 曲線。

拉開每一節脊椎骨。

頭部與脊椎對齊成一直線。

讓後腦勺與骨盆後方成一直線。

下巴放鬆往喉嚨方向靠，而不是胸部。

想像頭部在頸部上方飄浮著。

核心肌群的提示

下腹部肌肉往上提。

肚臍內收，往上提。

用力吐氣，感受環繞著腰部的腹橫肌。

發自丹田的大笑，讓腹橫肌收縮。

骨盆底往上提。

拉長腰椎。

腹部往脊椎方向內縮。

感受髖部和肋骨之間的空間。

肩膀的提示

肩膀下沉向後推。

創造頸部和肩膀之間的空間。

肩胛骨靠攏下沉。

保持肩膀水平。

兩隻手臂繞圈。

肩膀展開。

肩膀放鬆。

髖部的提示

骨盆擺正向前。

大腿繞圈，潤滑關節。

大腿盡量往身體靠近，加深臀折線。

開胯。

傾斜骨盆。

髖部上提，脊椎向上伸展挺直。

想像骨盆和股骨形成一個弓形。

找到坐骨的位置，並坐在坐骨上。

膝蓋的提示

膝蓋後側放柔軟。

輕輕地彎曲，或微微彎曲。

膝蓋保持在腳趾正上方，不要超出腳趾。

膝蓋不要用力過度。

足部的提示

雙腳打開。

重心平均分配在腳掌的四個角落。

足弓上提。

腳趾往後拉

腳趾張開。

足部放柔軟。

感受前腳掌的感覺。

瑜伽動作口令！

開始 Begin	打開 Open	緊縮 Engage	允許 Allow
放柔軟 Soften	延展 Extend	拉長 Lengthen	折疊 Fold
想像 Imagine	創造 Create	發現 Find	上提 Lift
下沉 Drop	收縮 Contract	展開 Spread	平衡 Balance
連結 Connect	滋養 Nourish	緊實 Tone	壓 Press
拉 Draw	增加 Increase	減少 Decrease	彎曲 Bend
變化 Change	拉直 Straighten	強化 Strengthen	伸展 Stretch
改善 Improve	協助 Help	加深 Deepen	釋放 Release
放鬆 Relax	擴張 Expand	轉移 Transform	選擇 Choose
探索 Search	嘗試 Experiment	扮演 Play	成長 Grow
調整 Adjust	探知 Wonder	感謝 Thank	給予 Give
接收 Receive	安靜 Quiet	掌握 Master	指導 Guide
分享 Share	吸引 Invite	愛 Love	呼吸 Breath

參考文獻

Anderson, S. and Sovik, R. 2007. Yoga: Mastering the Basics, Honesdale, PA: Himalayan Institute.

Calais-Germain, B. 2007. Anatomy of Movement, Vista, CA: Eastland Press.

Coulter, D.H. 2001. Anatomy of Hatha Yoga, Honesdale, PA: Body and Breath.

Devananda, Swami Omkari 2009. Yoga in the Shambhava Tradition, Summertown, TN: Healthy Living Publications.

Jarmey, C. 2006. The Concise Book of Muscles, Chichester, UK/Berkeley, CA: Lotus Publishing/North Atlantic Books.

Kaminoff, L. 2007. Yoga Anatomy, Champaign, IL: Human Kinetics.

Keil, D. 2014. Functional Anatomy of Yoga, Chichester, UK: Lotus Publishing.

Lasater, J. 2009. Yogabody: Anatomy, Kinesiology, and Asana, Berkeley, CA: Rodmell Press.

Long, R. 2009. The Key Muscles of Yoga, Baldwinsville, NY: Bandha Yoga Publications.

Silva, M. and Shyam, M. 1997. Yoga the Iyengar Way, New York: Knopf.

Staugaard-Jones, J.A. 2010. The Anatomy of Exercise & Movement: For the Study of Dance, Pilates, Sport and Yoga, Chichester, UK: Lotus Publishing.

Staugaard-Jones, J.A. 2012. The Vital Psoas Muscle, Chichester, UK/Berkeley, CA: Lotus Publishing/North Atlantic Books.

Tigunait, P. R. 2014. The Secret of the Yoga Sutra. Himalayan Institute, 2014.

體位法索引

梵文與中文對照

英文與梵文對照

肌肉索引

依功能與位置排序

呼吸肌肉

臉部、頭部和頸部的肌肉

脊椎肌肉

肩膀和上臂的肌肉

前臂與手部的肌肉

髖部的肌肉

依英文字母排列